한눈에 보는 당질 제한
저탄수화물 다이어트 AtoZ

북드림

'당질 제한'은 인류 본래의 식사법!

인류가 생겨난 지 약 700만 년이 지났고 농경을 시작한 것은 약 1만 년 전. 인류 탄생 700만 년의 역사에서 곡류를 주식으로 삼은 기간은 700분의 1 정도에 지나지 않습니다. 인류가 농경 생활을 시작하기 이전에는 당질이 함유된 음식은 가끔 먹을 수 있는 귀중한 에너지원이었습니다. 원시 인류는 과일, 견과류 그리고 감자나 백합근 같은 뿌리채소를 가끔 발견해 섭취하곤 했습니다. 당질을 함유한 음식이 소화되면 혈당치가 오르고, 인슐린이 분비되어 근육이 되었습니다. 그리고 남은 혈당은 중성 지방으로 변해 지방 조직에 비축되었습니다. 이 지방은 겨울 등 식량을 구하기 어려운 시기에 기아에서 인류를 구하는 역할을 해왔습니다.

수렵·채집 시대에는 가끔밖에 먹을 수 없었던 당질이지만, 농경을 시작하면서 곡류가 인류의 주식이 되었습니다. 시대가 발전함에 따라 현미는 백미로, 밀은 밀가루로 정제된 곡류가 인류의 식탁을 차지하게 되었으며 현대의 식탁에는 빵, 밥, 면 같은 정제된 탄수화물이 오르고, 자판기에는 당분이 대량으로 들어간 청량음료가 넘치고 있습니다. 원래 기아를 견뎌내는 데 중요한 역할을 해주던 당질은 포식의 시대에서는 그 가치를 상실하고 비만과 당뇨병 등 생활 습관병(성인병)의 원인이 되어버렸습니다.

인체의 소화·호흡·영양·대사 운동은 인류의 탄생 이후 오랜 시간 지속된 당질 제한식을 반복하면서 완성된 것입니다. 애당초 인간의 몸은 당질 제한을 전제로 움직입니다. 현대에 와서 총 섭취 칼로리의 50~60%를 당질이 차지하게 되었지만, 이는 인류 본래의 식사법과 비교하면 매우 부자연스럽고 균형이 맞지 않는 것이라 할 수 있습니다. 당질 제한식이야말로 인류 본래의 식사법이며, 현대인에게는 매우 좋은 건강식이기도 합니다. 당뇨병 등의 생활 습관병과 멀어지는 데다 지방과 단백질, 증류주는 섭취해도 괜찮으므로 식사 제한에 따른 스트레스도 적은 것이 장점입니다. 다이어트 효과도 높아서 최근에는 많은 사람이 실천하고 있습니다.

당뇨병과 치매는 현대인의 생활에 밀착된 고통스러운 병입니다. 당뇨병은 유전이나 생활 습관에 의해 발생하는 '2형 당뇨병'과 자가 면역 질환에 의해 인슐린을 분비하는 췌장의 B세포가 파괴돼서 발병하는 '1형 당뇨병'이 있는데 대부분의 당뇨 환자는 2형입니다. 한편 최근 인슐린이 기억의 정착과 관계있다는 사실이 밝혀졌습니다. 2형 당뇨병이나 치매의 원인은 노화에 있는데, 노화는 체내의 당화나 산화가 진행되는 것에 편승해서 발생합니다. 근래 들어 당질 과다 섭취가 비만으로 이어지고 이것이 단순히 외견상의 문제로 끝나지 않고 건강에 악영향을 끼친다는 것이 여러 미디어를 통해 많이 알려졌습니다. 비만은 심장병, 뇌졸중, 암 등 생활 습관병의 위험을 높이는데, 이런 생활 습관병을 막는 데는 인류 본래의 식사법, 즉 당질 제한식을 실천하는 것이 가장 효과적입니다.

본래 당질 제한식은 당뇨병 치료식으로 개발되었습니다. 당뇨병 환자에게 있어 당질 제한은 '식후 고혈당'이라는 심각한 합병증 위험에 맞서기 위한 수단이었습니다. 한편 당뇨병이 아닌 사람들에게도 당질 섭취는 과도한 인슐린을 분비시켜 비만, 노화 및 생활 습관병의 원흉이 되었습니다. 20~30대에게는 아직은 현실감이 없을지도 모르지만 40대에 들어가면 생활 습관병은 분명한 위험으로 다가올 것입니다. 당질 제한식은 이제 필수 선택지가 되었습니다.

'당질을 함유한 음식은 섭취하지 않는다'라고 하면 '어떻게 탄수화물을 안 먹고 버티느냐?' 하고 거부감을 느끼는 사람도 많겠지만, 요령만 익히면 당질을 피하면서도 높은 만족감을 얻는 식재료를 고르는 것이 사실 그렇게까지 어려운 일이 아닙니다. 매일 운동이나 스트레스 해소에 마음을 쓰는 것처럼, 수면 시간을 의식하는 것처럼 당질 제한을 생활에서 꾸준히 실천한다면 인생을 건강하게 살아갈 수 있을 것입니다.

지은이 에베 코지

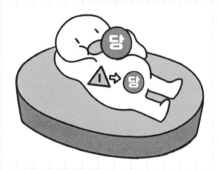

Chapter 03
당질 제한
실천 테크닉

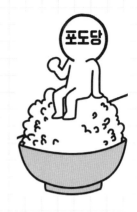

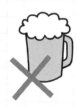

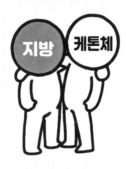

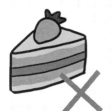

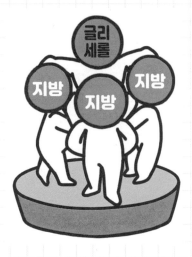

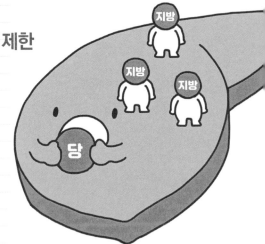

키워드 찾아보기

❗ 주의 | 다음 증상이 있는 분은 당질 제한식이 어려울 수 있으니 의사와 상담 후 진행하세요.

■ 혈당치를 내리는 약을 복용 중이거나 인슐린 주사를 맞고 있는 사람은 저혈당 발작의 가능성이 있습니다. 이 책의 내용을 따라하기 전에 의사와 상담하세요. 신장 기능 저하, 기능성 저혈당증, 당질 의존증을 앓고 있는 사람도 의사와 상담하세요.

■ 급성 또는 만성 췌장염 진단을 받은 사람, 간경변증, 긴사슬 지방산 대사 이상증, 요소 회로 이상증이 있는 사람은 당질 제한식을 해선 안 됩니다.

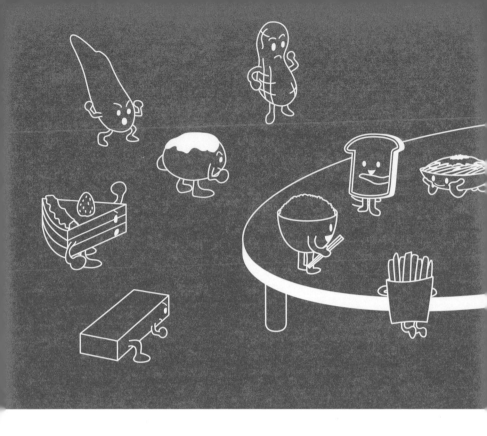

건강 증진과 체중 감량의 방법으로 저탄수화물 식단이 알려지면서 '당질 제한'이란 용어도 어느 정도 친숙해졌고 흥미를 느끼는 사람도 적지 않을 겁니다. 하지만 당질 제한이 무엇인지, 왜 몸에 좋다고 하는지 정확하게 아는 사람은 그리 많지 않습니다. 우선 1장에서는 당질 제한이 무엇인지부터 알아보겠습니다.

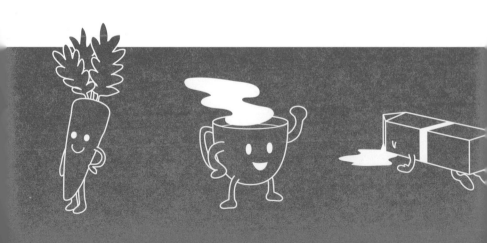

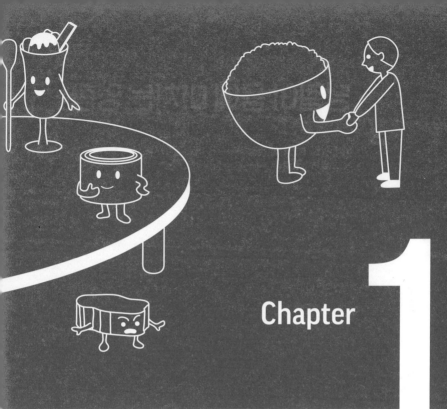

Chapter

1

당질 제한이
몸에 좋은 이유

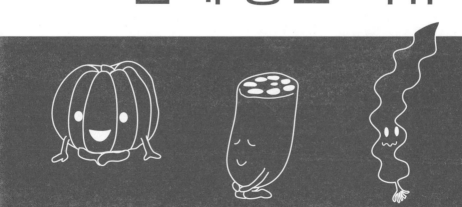

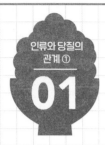

인류와 당질의
관계 ①

01

당질이 몸에 미치는 영향

이제 당질 제한식이 건강 식단으로 어느 정도 자리 잡았습니다. 그렇다면 당
질은 무엇일까요?

우리가 먹는 음식물에는 여러 가지 영양소가 들어 있는데 그중에서 밥·빵 등
에 들어 있는 탄수화물, 기름·버터 등에 들어 있는 지방, 고기·생선·달걀 등에 들
어 있은 단백질, 이 세 가지를 '3대 영양소'라 부른다. 그리고 이 3대 영양소를 균
형 있게 섭취하는 것이 건강에 좋다고 여겨왔다. 기존의 영양소 권장 비율을 보
면 다른 영양소에 비해 많은 양의 탄수화물 섭취를 권장했다. 하지만 '혈당치'의
관점에서 보면 탄수화물에는 '당질'이 많이 포함되어 있어서 주의가 필요하다.

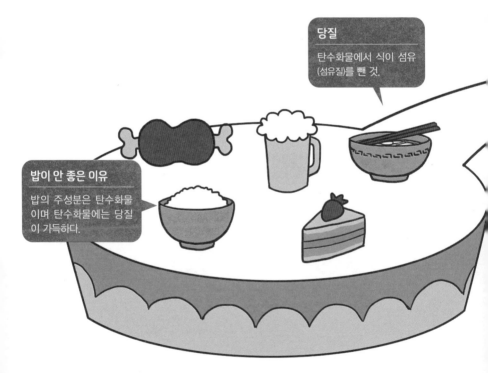

당질
탄수화물에서 식이 섬유
(섬유질)를 뺀 것.

밥이 안 좋은 이유
밥의 주성분은 탄수화물
이며 탄수화물에는 당질
이 가득하다.

우리 몸에 들어온 당질은 소화 작용을 통해 포도당으로 분해되어 에너지원으로 쓰인다. 하지만 당질을 과하게 섭취하여 혈액 속 포도당의 농도가 높은 상태가 오래 지속되면 당뇨, 비만, 동맥 경화가 생길 수 있다. 3대 영양소 가운데서 혈당치를 높이는 영양소는 오직 당질을 가득 담고 있는 탄수화물뿐이다.

당질만이 혈당치를 높인다

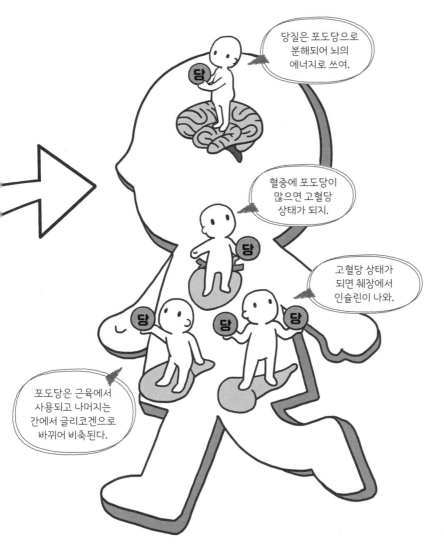

당질은 포도당으로 분해되어 뇌의 에너지로 쓰여.

혈중에 포도당이 많으면 고혈당 상태가 되지.

고혈당 상태가 되면 췌장에서 인슐린이 나와.

포도당은 근육에서 사용되고 나머지는 간에서 글리코겐으로 바뀌어 비축된다.

인류와 당질의
관계 ②

02

인류의 당질 섭취 역사는 매우 짧다

농경 사회 이전에 인류의 주식은 수렵·채취를 통한 동물, 식물, 어패류 등이
었으며, 당질은 운이 좋을 때 먹을 수 있는 특별식이었습니다.

건강에 좋지 못한 영향을 주는 혈당치 상승을 막으려면 당질을 함유한 쌀이나
밀 같은 곡물을 뺀 식사를 하는 것이 포인트이다. 탄수화물 없는 식사에 저항감
을 느낄 수 있으나 인류의 탄생 시기로 알려진 약 700만 년 전부터 농경 기술이
개발되기 전까지는 곡물을 거의 섭취할 수 없었다는 점을 생각하면 그리 부자연
스러운 것은 아니다.

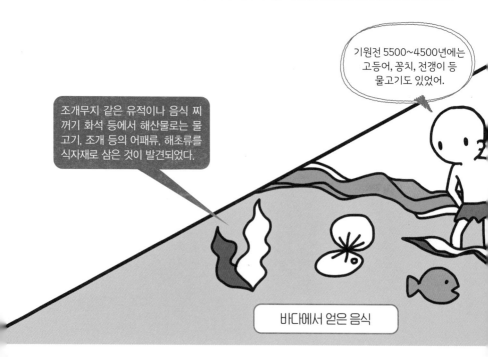

농경 사회 이전에 인류가 먹은 주요 음식

기원전 5500~4500년에는
고등어, 꽁치, 전갱이 등
물고기도 있었어.

조개무지 같은 유적이나 음식 찌
꺼기 화석 등에서 해산물로는 물
고기, 조개 등의 어패류, 해초류를
식자재로 삼은 것이 발견되었다.

바다에서 얻은 음식

인류가 땅을 경작해서 곡물을 생산할 수 있게 된 건 지금으로부터 약 1만 년 전으로 전체 인류사를 놓고 보면 아주 짧은 기간이다. 그 전까지 인류의 식량은 어패류나 동물의 고기·내장·골수, 야생에서 채취한 버섯, 열매, 뿌리채소, 해초, 곤충 같은 것이었다. 즉, 당질이 없는 식사로 699만 년을 살아온 것이다. 그러니 당질을 많이 섭취하지 않는 식생활이야말로 인간의 몸에 더 익숙하고 자연스러운 것이라고 할 수 있다.

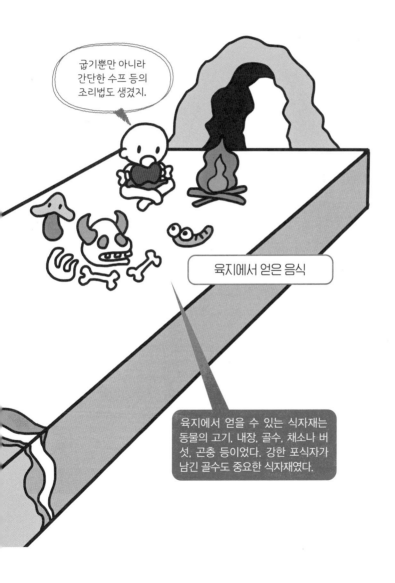

굽기뿐만 아니라 간단한 수프 등의 조리법도 생겼지.

육지에서 얻은 음식

육지에서 얻을 수 있는 식자재는 동물의 고기, 내장, 골수, 채소나 버섯, 곤충 등이었다. 강한 포식자가 남긴 골수도 중요한 식자재였다.

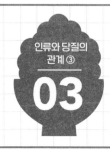

인류와 당질의
관계 ③

03

과일은 건강식이 아니다

인류가 농경을 시작한 것은 약 1만 년 전. 그때는 과일도 가끔 먹을 수 있는 귀한 음식이었습니다.

농경을 시작하기 전의 인류가 당질을 전혀 섭취하지 않은 것은 아니다. 그 시대에 식자재로 삼은 들풀이나 채소에도 소량이나마 당질이 들어 있었다. 하지만 그 시대에 당질을 풍부하게 섭취할 수 있을 만한 음식은 과일밖에는 없었는데, 과일은 계절적 요인 등으로 인해 쉽게 얻을 수 있는 식자재가 아니었다.

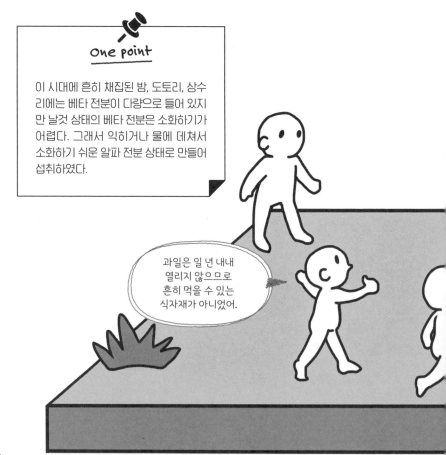

One point

이 시대에 흔히 채집된 밤, 도토리, 상수리에는 베타 전분이 다량으로 들어 있지만 날것 상태의 베타 전분은 소화하기가 어렵다. 그래서 익히거나 물에 데쳐서 소화하기 쉬운 알파 전분 상태로 만들어 섭취하였다.

과일은 일 년 내내 열리지 않으므로 흔히 먹을 수 있는 식자재가 아니었어.

여기서 알 수 있듯이 당질을 많이 섭취할 수 있는 여건이 되지 않았고, 따라서 인간의 몸은 당질을 에너지원으로 쓰는 데 익숙하지 않았다. 과다 섭취로 에너지로 쓰이지 못한 당질은 중성 지방으로 변하기 쉽고, 이 중성 지방은 체지방으로 축적된다. 특히 과일에는 '과당'이라 부르는 당질이 많이 함유되어 있으므로 과일을 건강식으로 여겨 과도하게 섭취하는 것은 몸에 좋지 않다.

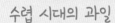

수렵 시대의 과일

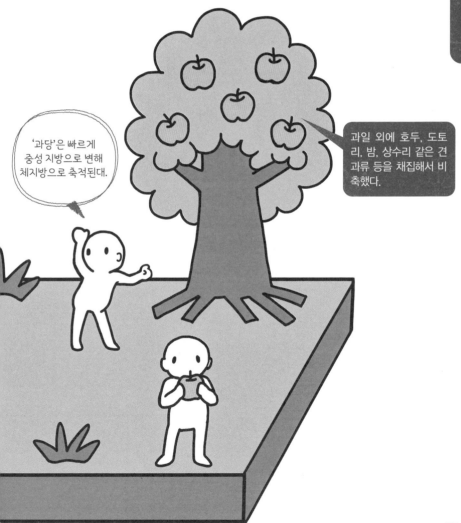

'과당'은 빠르게 중성 지방으로 변해 체지방으로 축적된대.

과일 외에 호두, 도토리, 밤, 상수리 같은 견과류 등을 채집해서 비축했다.

인류와 당질의 관계 ④

04

인류의 원래 주식은 동물의 골수

"수렵 시대의 인류는 다른 포식자들이 떠난 뒤 남은 동물의 뼈를 먹곤 했다."는 영장류 연구자 시마 다이조의 이론을 소개합니다.

곡물을 재배하기 전, 옛 인류의 주식은 무엇이었을까? 영장류 연구자 시마 다이조에 따르면 동물의 '뼈나 골수'를 주식으로 삼았을 가능성이 있다고 한다. 육식 동물이 초식 동물을 사냥해 먹고, 하이에나가 그 시체를 처리하고 나면 인류는 남은 뼈를 돌로 쪼개서 골수를 먹거나 뼈를 갉아 먹었을 것으로 추측할 수 있다.

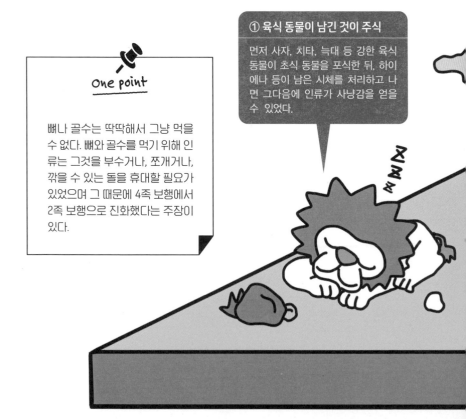

One point

뼈나 골수는 딱딱해서 그냥 먹을 수 없다. 뼈와 골수를 먹기 위해 인류는 그것을 부수거나, 쪼개거나, 깎을 수 있는 돌을 휴대할 필요가 있었으며 그 때문에 4족 보행에서 2족 보행으로 진화했다는 주장이 있다.

① 육식 동물이 남긴 것이 주식

먼저 사자, 치타, 늑대 등 강한 육식 동물이 초식 동물을 포식한 뒤, 하이에나 등이 남은 시체를 처리하고 나면 그다음에 인류가 사냥감을 얻을 수 있었다.

오래전의 인류에게 동물의 뼈와 골수는 자연계의 무시무시한 생존 경쟁에서 다른 육식 동물과 다투지 않고도 편하게 구할 수 있는 식량이었을 것이다. 골수는 EPA(Eicosapentaenoic Acid)나 DHA(Docosa Hexaenoic Acid) 등 지방산을 비롯해 단백질, 칼슘 같은 영양소가 풍부하고, 이런 영양소들은 인류의 뇌 발달과도 관계가 있을 것으로 생각된다.

고대인의 주식

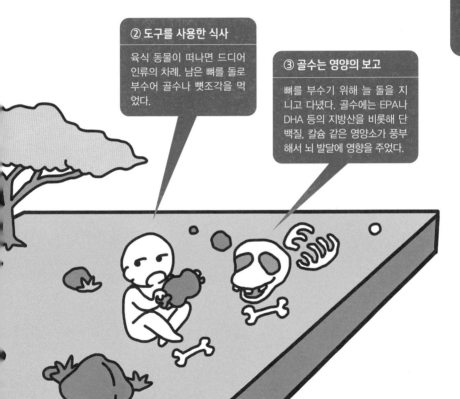

② 도구를 사용한 식사

육식 동물이 떠나면 드디어 인류의 차례. 남은 뼈를 돌로 부수어 골수나 뼛조각을 먹었다.

③ 골수는 영양의 보고

뼈를 부수기 위해 늘 돌을 지니고 다녔다. 골수에는 EPA나 DHA 등의 지방산을 비롯해 단백질, 칼슘 같은 영양소가 풍부해서 뇌 발달에 영향을 주었다.

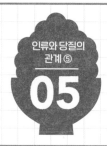

05

인류는 당질 섭취에 적합하지 않다

농경을 시작한 뒤부터 인류는 곡물 중심의 식생활을 하게 되었지만, 인류의
소화 기관은 아직 그 식생활에 적응하지 못했습니다.

영국의 저명한 영양학 전문서 〈휴먼 뉴트리션〉은 당질을 과도하게 섭취하는
현대인의 식습관이 혈당 및 인슐린의 수치를 상승시켜 당뇨병, 관상 동맥 질환,
암과 같은 질환으로 이어진다고 지적했다. 왜 당질이 건강에 유해하다고 하는 걸
까? 우선 우리 인류의 소화 기관이 극히 단기간에 불과한 곡물 중심의 식생활에
아직 적응하지 못했다는 점이다.

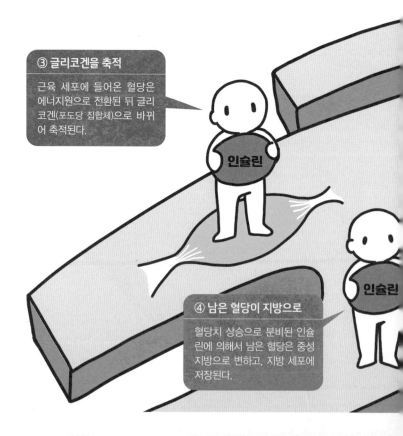

③ 글리코겐을 축적

근육 세포에 들어온 혈당은
에너지원으로 전환된 뒤 글리
코겐(포도당 집합체)으로 바뀌
어 축적된다.

인슐린

④ 남은 혈당이 지방으로

혈당치 상승으로 분비된 인슐
린에 의해서 남은 혈당은 중성
지방으로 변하고, 지방 세포에
저장된다.

인슐린

인체는 당질을 과도하게 섭취하면 일시적으로 고혈당 상태가 되며 혈당을 낮추고자 인슐린을 분비한다. 혈당은 근육 세포로 이동해 글리코겐(포도당의 집합체)으로 저장되는데, 그러고도 남은 혈당은 인슐린에 의해 지방으로 변환되어 '살'이 된다. 인슐린이 '비만 호르몬'이라고 불리는 이유다.

당질을 섭취하면 '비만 호르몬'이 분비되는 이유

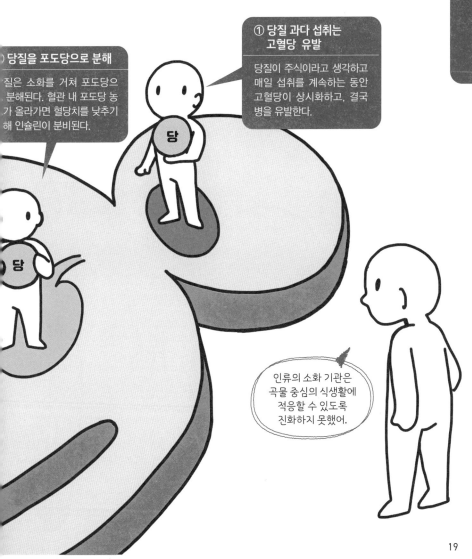

② 당질을 포도당으로 분해

질은 소화를 거쳐 포도당으로 분해된다. 혈관 내 포도당 농가 올라가면 혈당치를 낮추기해 인슐린이 분비된다.

① 당질 과다 섭취는 고혈당 유발

당질이 주식이라고 생각하고 매일 섭취를 계속하는 동안 고혈당이 상시화하고, 결국 병을 유발한다.

인류의 소화 기관은 곡물 중심의 식생활에 적응할 수 있도록 진화하지 못했어.

현대는 고당질 시대

인류가 곡물을 먹기 시작한 지 약 1만 년. 인체는 아직도 곡물 위주 식생활에 완벽하게 적응하지 못한 상태입니다.

인류가 곡물을 먹기 시작한 지 약 1만 년. 한국인이 쌀농사를 짓기 시작한 지는 3천 년 정도로 추정된다(편집자 주). 3천 년은 700만 년이라는 인류의 긴 역사 속에서 아주 짧은 기간에 불과하다. 농경 기술의 발달로 인해 18세기 프랑스에서 탄수화물 정제 기술이 개발되고 19세기에 빵을 위시한 정제 탄수화물 가공품이 세계에 보급되었는데, 이 정제된 탄수화물은 건강에 악영향을 끼치는 주범이다.

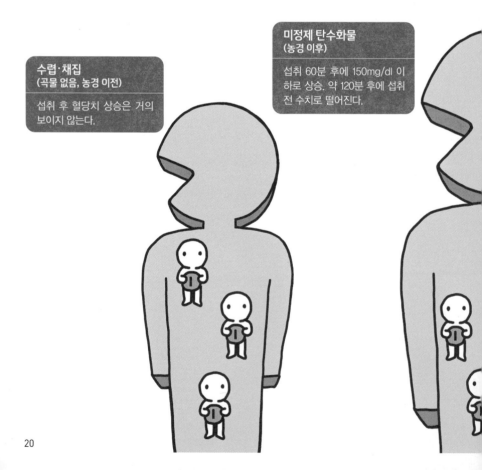

**미정제 탄수화물
(농경 이후)**

섭취 60분 후에 150mg/dl 이하로 상승. 약 120분 후에 섭취 전 수치로 떨어진다.

**수렵·채집
(곡물 없음, 농경 이전)**

섭취 후 혈당치 상승은 거의 보이지 않는다.

정제된 탄수화물은 소화·흡수가 빠르기 때문에 혈당치도 빠르게 올리는데, 농경을 시작하기 이전의 식사와 비교했을 때 식후 혈당치가 거의 3배로 뛴다. 인류의 700만 년 역사에서 당질 섭취량이 가장 높은 지금의 식습관을 인체가 따라가지 못하는 것은 어쩌면 당연한 일이다.

음식물 섭취에 따른 혈당치 상승 비교

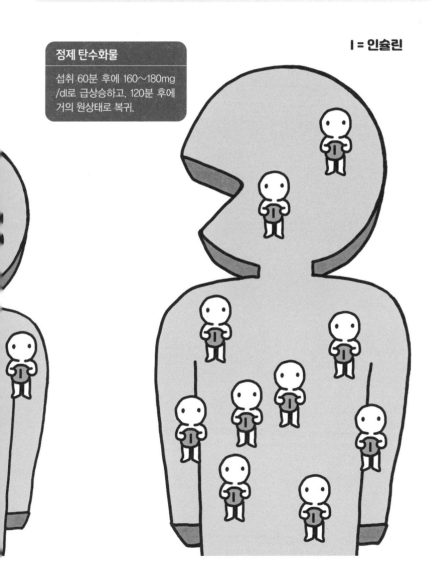

I = 인슐린

정제 탄수화물

섭취 60분 후에 160~180mg/dl로 급상승하고, 120분 후에 거의 원상태로 복귀.

포도당은 체내에서 생성된다

당질 제한식이 칼로리 제한식보다 체중 감량에 효과가 좋은 이유는 무엇일
까요? 또 당질을 제한한 쪽의 에너지 효율이 더 높은 이유는 무엇일까요?

다이어트에는 칼로리 제한식보다 당질 제한식이 더 효과적이다. 식사량을 줄
여 칼로리를 제한한다고 해도 탄수화물 섭취를 줄이지 않으면 인슐린 분비로 중
성 지방이 쌓이는 요인을 없애는 것은 불가능하다. 반면 당질 제한식은 몸 자체
가 에너지를 많이 소비하는 환경을 제공한다. 이를 돕는 것이 당신생(糖新生, 58쪽
참조)이라고 부르는, 체내에서 아미노산이나 지방 같은 비탄수화물로부터 포도
당을 만드는 기능이다.

One point

식사로 섭취한 영양소는 포도
당과 지방산, 2가지 루트를 따
라 에너지원으로 분해된다. 인
체가 당질을 섭취해서 얻은 포
도당을 에너지원으로 사용하
면 체내에서 포도당을 만들 필
요가 없으므로 에너지가 과도
하게 축적된다.

당질이 없어?
그럼 내가 포도당을
대량으로 만들어주지!

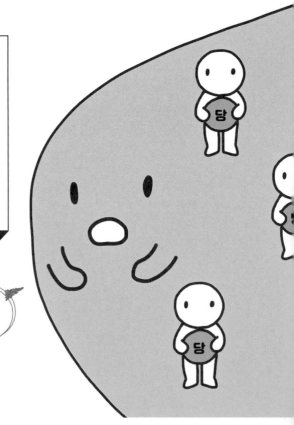

우리 몸이 스스로 포도당을 만들어내는 당신생은 간에서 일어나는데, 이 과정에서 대량의 에너지가 소비되며 이는 체중 감량으로 이어진다. 반대로 탄수화물(당질)을 음식으로 섭취하면 체내에서 포도당을 만들 필요가 없으므로 당신생에 의한 에너지의 대량 소비는 일어나지 않는다.

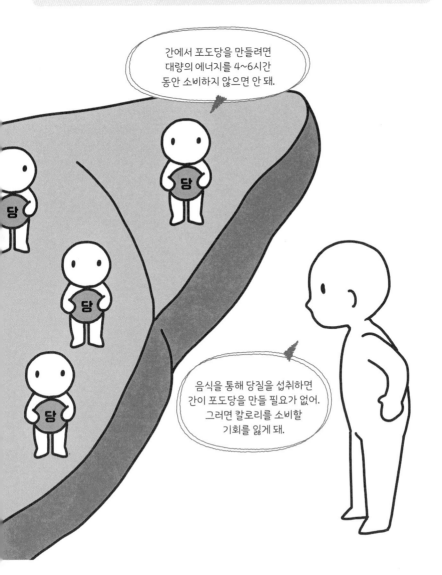

당질 제한식에서 간의 활동

간에서 포도당을 만들려면 대량의 에너지를 4~6시간 동안 소비하지 않으면 안 돼.

음식을 통해 당질을 섭취하면 간이 포도당을 만들 필요가 없어. 그러면 칼로리를 소비할 기회를 잃게 돼.

지방 연소를 방해하는 당질

칼로리와 지방의 섭취를 줄이는 것보다 당질을 줄이는 쪽이 살을 빼기 쉬워
요. 우리 몸의 메커니즘을 이해하면 이유를 알 수 있지요.

    당신생을 촉진하는 당질 제한식이 살을 빼는 데 더 효과적인 이유를 이해하려
면 인체의 메커니즘을 알아야 한다. 3대 영양소인 지방, 단백질, 탄수화물(당질)
중 단백질은 몸(세포)을 만드는 재료로, 지방과 탄수화물은 에너지원으로 쓰인
다. 본래 우리 몸은 지방을 주 에너지원으로 사용했다. 왜냐하면 지방이 탄수화
물에 비해 효율적으로 에너지를 저장할 수 있기 때문이다.

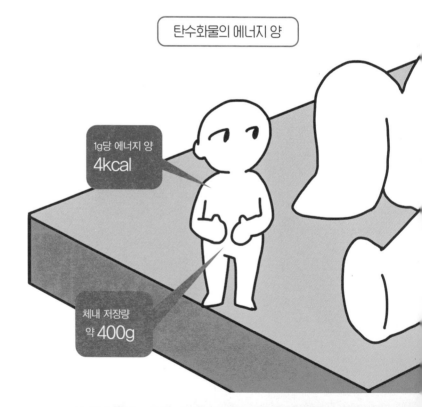

탄수화물의 에너지 양

1g당 에너지 양
4kcal

체내 저장량
약 400g

반면 탄수화물은 몸에 저장할 수 있는 양에 한계가 있다. 탄수화물을 많이 섭취하면 어떻게 될까? 몸은 저장하는 데 한계가 있는 탄수화물을 우선 에너지로 바꿔 쓴다. 그리고 남은 탄수화물과 함께 소비하지 못한 지방을 체지방으로 저장한다. 따라서 당질 제한식은 주 에너지원을 지방으로 바꾸게 하는 스위치인 셈이다.

탄수화물과 지방의 에너지 저장량

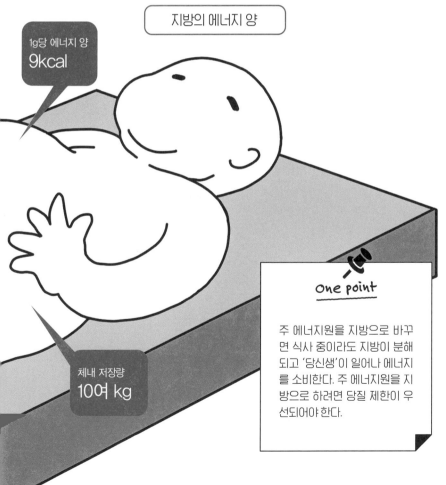

지방의 에너지 양

1g당 에너지 양
9kcal

체내 저장량
10여 kg

One point

주 에너지원을 지방으로 바꾸면 식사 중이라도 지방이 분해되고 '당신생'이 일어나 에너지를 소비한다. 주 에너지원을 지방으로 하려면 당질 제한이 우선되어야 한다.

당질 제한의
구조 ③

09

케톤체를 에너지원으로

'마르기 쉬운 몸', '살찌지 않는 체질'에는 이유가 있습니다. 이것과 깊이 관
련된 체내 물질 '케톤체'를 소개합니다.

지방을 태우는 몸이란 한마디로 '지방 대사에 능숙한 몸'을 말하며 지방을 주
에너지원으로 사용한다는 뜻이다. 지방의 대사 과정을 살펴보면 지방은 우선 체
내에서 중성 지방이 되었다가 에너지원으로 사용되는 단계에서 지방산과 글리
세롤로 분해된다. 또한 지방산이 혈액 중에 방출되면 '유리 지방산'이라고 부르
는데, 유리 지방산은 에너지원을 지방으로 바꾸는 열쇠인 동시에 그 자체로도 에
너지원이 된다.

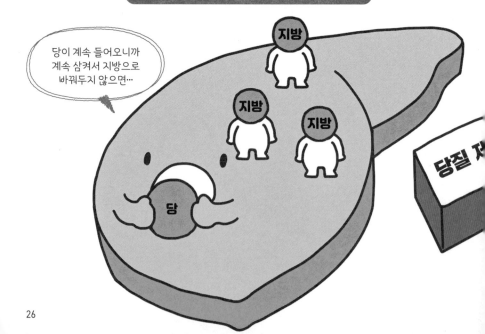

당질 제한 전의 간

항상 당질을 섭취하면 포도당이 안정적으로 공급되는 상
태이므로 체지방을 분해해서 에너지로 쓸 필요가 없다.
넘치는 당은 체지방으로 다시 축적되고 결국 살이 찐다.

당이 계속 들어오니까
계속 삼켜서 지방으로
바꿔두지 않으면…

유리 지방산을 재료로 해서 간은 '케톤체(ketone體)'라는 물질을 생성한다. 케톤체는 매우 뛰어난 양질의 에너지원으로 뇌와 심장은 물론이고 위, 창자, 간 등의 내장과 골격근에 이르기까지 사람의 몸을 구성하는 대부분의 기관에서 사용된다. 양질의 에너지 케톤체를 얻기 위해서는 우선 당질 섭취를 제한해야 한다는 점을 다시 한번 강조한다.

'케톤체'의 분해 과정

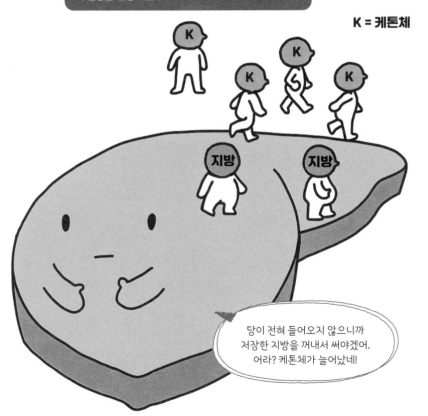

당질 제한 후의 간

당질 섭취를 제한하면 포도당이 안정적으로 공급되지 않으므로 체지방을 분해해서 지방산과 케톤체를 만들어 에너지원으로 사용한다. 또한 당신생을 통해 포도당을 만들어 혈당을 안정시킨다.

K = 케톤체

당이 전혀 들어오지 않으니까
저장한 지방을 꺼내서 써야겠어.
어라? 케톤체가 늘어났네!

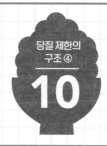

당질 제한의
구조 ④

10

케톤체로 뇌에 에너지 충전

케톤체는 인간의 몸이 사용하기 쉬운 에너지입니다. 포도당처럼 뇌에서도 사용할 수 있죠.

뇌의 에너지원이 포도당이라는 생각 때문에 '당질을 제한하면 뇌에 문제가 생기지 않을까' 걱정하는 사람들이 있다. 하지만 앞서 당질을 섭취하지 않아도 당신생을 통해 포도당을 확보할 수 있다는 사실도 알았고, 케톤체도 뇌의 주요한 에너지원이므로 걱정할 필요가 없다.

'케톤체'는 뇌에 도달하는 영양소

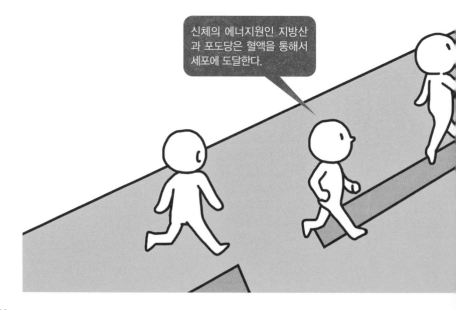

신체의 에너지원인 지방산과 포도당은 혈액을 통해서 세포에 도달한다.

뇌 안의 모세 혈관에는 유해 물질의 진입을 막아주는 '혈액 뇌 관문'이라는 장치가 있는데 포도당과 케톤체는 이 관문을 쉽게 통과할 수 있다. 지방산도 통과는 할 수 있지만, 포도당과 케톤체만 뇌세포의 에너지원으로 쓰인다.

당질 제한식을 하면 포도당과 케톤체, 이 두 에너지원을 같이 사용할 수 있기 때문에 오히려 집중력이 향상되고 머리가 좋아지는 것도 기대할 수 있다. 당질 제한식의 효과는 당뇨병의 개선이나 체중 감량뿐만 아니라 여러 부분에서 입증되고 있다.

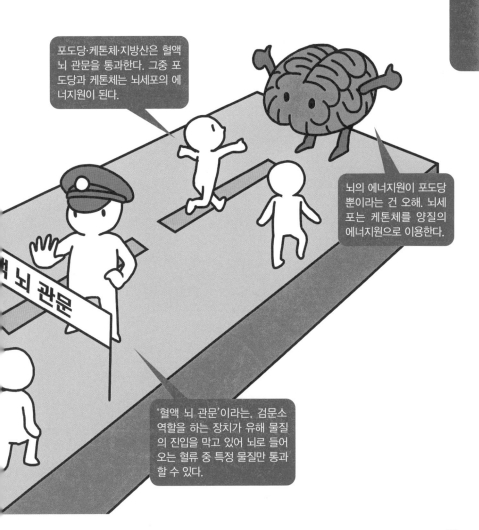

포도당·케톤체·지방산은 혈액 뇌 관문을 통과한다. 그중 포도당과 케톤체는 뇌세포의 에너지원이 된다.

뇌의 에너지원이 포도당뿐이라는 건 오해. 뇌세포는 케톤체를 양질의 에너지원으로 이용한다.

'혈액 뇌 관문'이라는, 검문소 역할을 하는 장치가 유해 물질의 진입을 막고 있어 뇌로 들어오는 혈류 중 특정 물질만 통과할 수 있다.

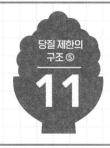

당질 제한의
구조 ⑤

11

인슐린은 비만 호르몬

체내에는 다양한 호르몬이 있고 저마다의 역할을 가지고 있습니다. 고민스러운 비만 호르몬인 인슐린도 그 점은 같습니다.

비만 호르몬이라고 불리는 '인슐린'은 췌장(이자)의 내분비샘 조직인 '랑게르한스섬'에서 분비된다. 인슐린은 혈당을 에너지원으로 바꾸고 혈당 수치를 내리는 역할을 한다. 혈당치가 상승하면 이를 떨어뜨려 보통의 상태로 돌리기 위해 인슐린이 분비되는데, 당질을 과도하게 섭취해 혈중 포도당이 증가하면 통상적인 수치의 10~30배나 되는 인슐린이 분비되기도 한다.

인슐린의 체내 흐름

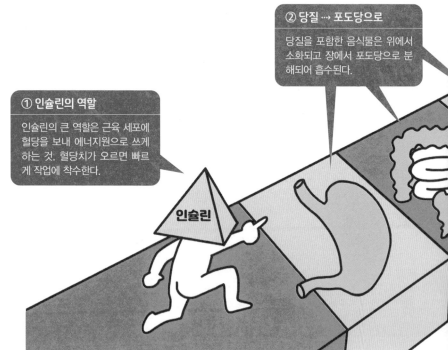

② 당질 ⋯▶ 포도당으로
당질을 포함한 음식물은 위에서 소화되고 장에서 포도당으로 분해되어 흡수된다.

① 인슐린의 역할
인슐린의 큰 역할은 근육 세포에 혈당을 보내 에너지원으로 쓰게 하는 것. 혈당치가 오르면 빠르게 작업에 착수한다.

인슐린

인슐린은 혈당치를 낮추기 위해서 혈중의 포도당을 근육 세포로 보내고, 근육은 이를 에너지원으로 이용한 뒤 남은 것은 글리코겐으로 바꿔 저장한다. 글리코겐으로 저장하는 데에는 한계가 있으므로 저장하고도 남은 혈중의 포도당은 지방 세포로 보내서 중성 지방으로 합성한 뒤 체지방으로 저장한다.

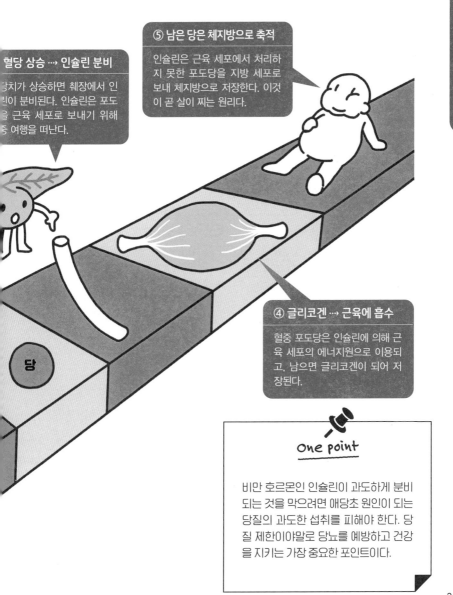

⑤ 남은 당은 체지방으로 축적

인슐린은 근육 세포에서 처리하지 못한 포도당을 지방 세포로 보내 체지방으로 저장한다. 이것이 곧 살이 찌는 원리다.

혈당 상승 ···› 인슐린 분비

⋯치가 상승하면 췌장에서 인⋯린이 분비된다. 인슐린은 포도⋯을 근육 세포로 보내기 위해⋯동 여행을 떠난다.

당

④ 글리코겐 ···› 근육에 흡수

혈중 포도당은 인슐린에 의해 근육 세포의 에너지원으로 이용되고, 남으면 글리코겐이 되어 저장된다.

one point

비만 호르몬인 인슐린이 과도하게 분비되는 것을 막으려면 애당초 원인이 되는 당질의 과도한 섭취를 피해야 한다. 당질 제한이야말로 당뇨를 예방하고 건강을 지키는 가장 중요한 포인트이다.

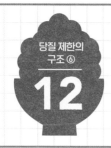

당질 제한의
구조 ⑥

12

혈당 스파이크를 주의하라

공복일 때와 식후일 때의 혈당치가 크게 차이 나는 고혈당 상태를 '혈당 스파이크'라고 하며, 이러한 상태는 혈관에 큰 상처를 입힙니다.

당질이 많은 음식을 먹은 뒤에는 곧바로 혈당치가 급상승한다. 이는 '식후 고혈당'이라 불리는 현상인데, 특히 공복 혈당과 식후 혈당의 차이가 큰 상태를 '혈당 스파이크'라고 한다.

섭취 음식에 따른 '혈당 스파이크' 비교

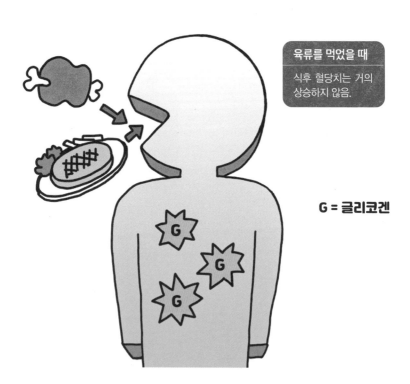

육류를 먹었을 때
식후 혈당치는 거의 상승하지 않음.

G = 글리코겐

예를 들어 건강한 사람이 각각 고기와 백미를 먹었다고 가정해 보자. 혈당 수치의 변화를 비교하면 고기를 먹었을 때는 그 직후부터 몇 시간 뒤까지도 혈당치가 거의 수평 상태인 것에 비해 백미를 먹었을 때는 직후부터 혈당치가 급상승해 약 1시간이 지났을 때 정점에 도달하고 그 뒤로 급강하해서 2시간 뒤에 원상태로 돌아온다.

혈당 스파이크는 당뇨병을 앓고 있는 사람뿐 아니라 건강한 사람에게서도 일어날 수 있다. 혈당 스파이크가 빈번해지면 인슐린이 쉽게 자극되고 혈관을 손상시킬 수 있으니 혈당치가 급상승하지 않도록 주의를 기울여야 한다.

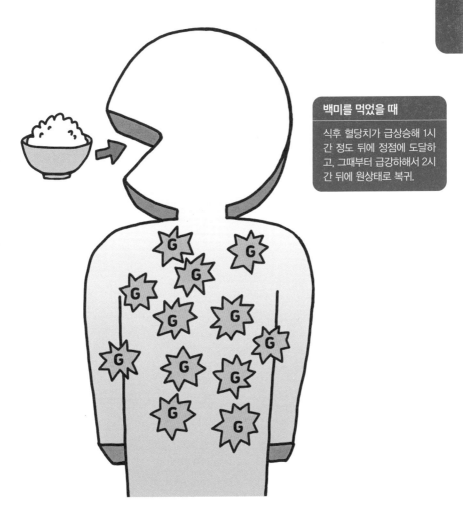

백미를 먹었을 때

식후 혈당치가 급상승해 1시간 정도 뒤에 정점에 도달하고, 그때부터 급강하해서 2시간 뒤에 원상태로 복귀.

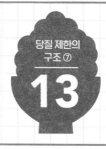

당질 제한의
구조 ⑦

13 췌장이 건강해지는 당질 제한

인슐린은 췌장(이자)에서 분비됩니다. 지속적으로 대량의 인슐린 분비가 필요한 식생활은 췌장을 피폐하게 만듭니다.

당뇨병을 예방하는 가장 좋은 방법은 췌장을 쉬게 해주는 것이다. 과도한 당질 섭취로 대량의 인슐린이 분비되게 하는 식생활을 오래 지속하면 췌장이 지치게 마련이다. 췌장이 지치면 인슐린의 분비량이 줄거나 분비되는 타이밍이 늦어지는 '인슐린 분비 기능 저하' 상태가 된다. 또 인슐린 과분비 때문에 비만이 되고, 인슐린의 효력이 약해지는 '인슐린 저항성'도 생길 수 있다.

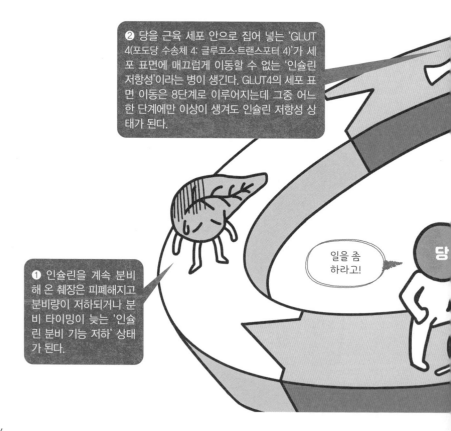

❷ 당을 근육 세포 안으로 집어 넣는 'GLUT 4(포도당 수송체 4: 글루코스·트랜스포터 4)'가 세포 표면에 매끄럽게 이동할 수 없는 '인슐린 저항성'이라는 병이 생긴다. GLUT4의 세포 표면 이동은 8단계로 이루어지는데 그중 어느 한 단계에만 이상이 생겨도 인슐린 저항성 상태가 된다.

일을 좀
하라고!

당

❶ 인슐린을 계속 분비해 온 췌장은 피폐해지고 분비량이 저하되거나 분비 타이밍이 늦는 '인슐린 분비 기능 저하' 상태가 된다.

당뇨병의 고혈당 증상은 인슐린 분비 기능 저하와 인슐린 저항성 두 증상이 합쳐져서 일어나는데, 이 경우 고혈당이 고혈당을 부르는 악순환이 이어져 혈당치를 조절하기 불가능한 상태에 이른다. 당질을 제한하면 인슐린이 대량 추가 분비되는 일은 없으므로 췌장의 기능을 건강하게 유지시키는 데는 당질 제한식이 효과적이다.

췌장이 약해지는 과정

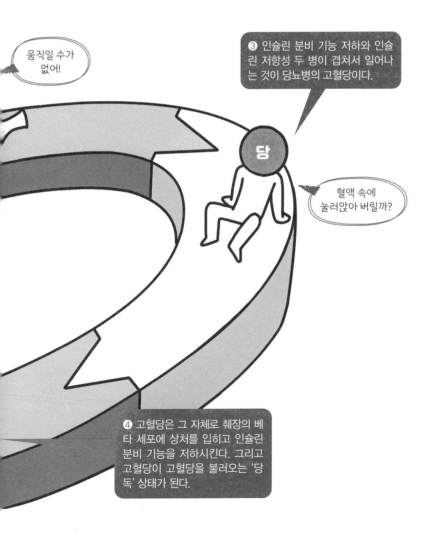

움직일 수가 없어!

❸ 인슐린 분비 기능 저하와 인슐린 저항성 두 병이 겹쳐서 일어나는 것이 당뇨병의 고혈당이다.

혈액 속에 눌러앉아 버릴까?

❹ 고혈당은 그 자체로 췌장의 베타 세포에 상처를 입히고 인슐린 분비 기능을 저하시킨다. 그리고 고혈당이 고혈당을 불러오는 '당독' 상태가 된다.

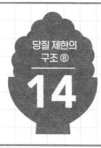

당질 제한의
구조 ⑧

14

당뇨병성 대혈관 합병증에 효과

누구나 알고 있는 '대사 증후군'이라는 증상. 그 올바른 의미를 알고 있나요?

'대사 증후군(metabolic syndrome)'이란 내장 지방이 가득 찬 비만, 고혈당, 고혈압, 지방 이상증과 같은 증상들이 겹친 상태로 각종 심혈관 질환과 제2형 당뇨병의 위험 요인이 집단을 이루는 현상이라고 할 수 있다.

대사 증후군은 당뇨병으로 이어질 위험성이 높고, 당뇨병 발병 후 고혈당 상태가 지속되면 다양한 합병증이 동반된다. 외상을 느끼기 어렵게 되는 '당뇨병성 신경 장애', 최악의 경우 실명에 이르는 '당뇨병성 망막증', 신부전을 일으켜 인공 투석까지 해야 하는 '당뇨병성 신장 질환'이 대표적이다.

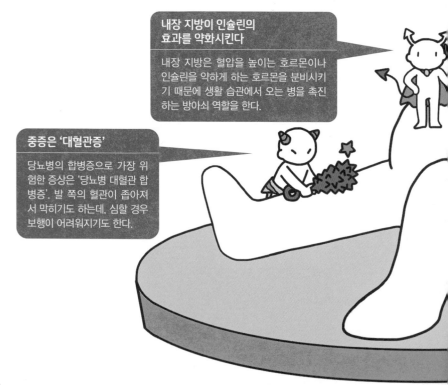

내장 지방이 인슐린의 효과를 약화시킨다

내장 지방은 혈압을 높이는 호르몬이나 인슐린을 약하게 하는 호르몬을 분비시키기 때문에 생활 습관에서 오는 병을 촉진하는 방아쇠 역할을 한다.

중증은 '대혈관증'

당뇨병의 합병증으로 가장 위험한 증상은 '당뇨병 대혈관 합병증'. 발 쪽의 혈관이 좁아져서 막히기도 하는데, 심할 경우 보행이 어려워지기도 한다.

당뇨병의 진행을 저지하기 위해서는 당질 섭취를 제한해야 한다. 특히 당뇨 합병증 초기 단계라면 당질을 제한한 식단으로 어느 정도 정상을 회복하는 것도 기대할 수 있다. 미국당뇨병학회는 2019년 4월, 당뇨병 식사 요법으로 당질 제한식이 유효하다는 의견을 밝힌 바 있다.

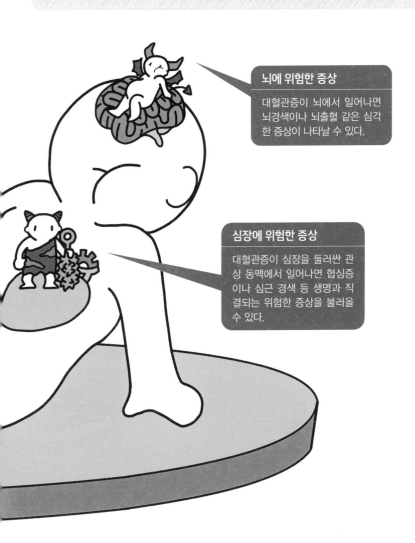

대사 증후군과 당뇨병성 대혈관 합병증의 증상

뇌에 위험한 증상
대혈관증이 뇌에서 일어나면 뇌경색이나 뇌출혈 같은 심각한 증상이 나타날 수 있다.

심장에 위험한 증상
대혈관증이 심장을 둘러싼 관상 동맥에서 일어나면 협심증이나 심근 경색 등 생명과 직결되는 위험한 증상을 불러올 수 있다.

술을 고르는 방법

칼로리 제한식과 달리 당질 제한식을 할 때는 음주를 억지로 참을 필요가 없습니다. 금지 사항이 늘어나면 그만큼 스트레스도 커지고, 스트레스는 다이어트에 가장 안 좋으니까요. 술을 좋아하는 사람은 가끔씩 술자리를 즐기는 것이 좋아요. 물론 안 마실 수 있다면 최고겠지요..

술은 크게 '양조주'와 '증류주'로 나누어집니다. 양조주는 맥주, 정종, 와인과 같이 곡물이나 과일을 알코올 효모로 발효시켜 만든 술로 당질을 가득 함유하고 있습니다. 반면 증류주는 양조주를 증류기로 다시 증류한 것입니다. 소주, 위스키, 보드카, 브랜디 등이 여기에 해당됩니다. 증류주에도 칼로리는 들어 있지만 당질을 함유하지 않은 것이 특징입니다(예외적으로 럼주나 진에는 당질이 극소량 함유되어 있습니다). 당질 제한식을 하는 중에 술자리에 참석한다면 증류주 베이스의 술을 마실 것을 권합니다.

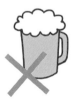

☑ KEYWORD
인슐린 P10

췌장의 내분비샘인 랑게르한스섬(췌장 섬)의 베타 세포에서 분비되는 페푸치드 호르몬의 일종. 혈중의 지방 조직, 근육 세포에 포도당을 보내 혈당치를 낮춤으로써 글리코겐 생성을 촉진하는 등 혈당치의 항상성 유지(일정 수준의 혈당치 유지)에 중요한 역할을 한다. 고혈당 상태는 다양한 당뇨 합병증을 일으키기 때문에 인슐린을 투여하는 치료법이 시행되고 있다.

☑ KEYWORD
글리코겐 P18

동물이 포도당을 저장하는 것으로, 동물 전분이라고도 불린다. 간장과 골격근에서 합성되고, 당분을 체내에 저장하는 역할을 한다. 에너지를 저장하는 형태는 글리코겐 외에도 지방이나 단백질이 있다. 그런데 지방은 지방산이라는 형태로만 에너지를 꺼낼 수 있고 단백질은 분해하려면 질소 대사가 필요한 것과 달리, 글리코겐은 직접 포도당으로 분해할 수 있는 것이 장점이 있다. 단, 지방만큼 저장에 적합하지는 않아서 글리코겐의 체내 저장량은 400g 정도에 불과하다.

☑ KEYWORD
포도당 P22

글루코스라고도 불린다. 동물의 혈액을 통해 순환하며 에너지원이 된다. 당은 식물이 가진 엽록체에서 태양광으로 얻은 에너지와 물, 이산화탄소의 광합성으로 만들어진다. 포도당은 세포 호흡에 가장 중요한 에너지원으로 식물은 전분, 동물은 글리코겐의 형태로 저장한다. 사람은 주로 탄수화물을 통해 섭취한다.

☑ KEYWORD
케톤체 P26

케톤체는 지방산의 분해물로 간에서 만들어진다. 간 스스로는 케톤체를 에너지원으로 이용하지 못하고 신체의 다른 장기에 공급한다. 공복 시 혈중 총 케톤체 농도는 28~120μmol/l이며, 인류는 케톤체를 에너지원으로 이용하고 있다. 뇌세포에서 효율이 좋은 에너지원이기도 하다. 공복이나 수면 시 혈액을 통해 순환하면서 근육이나 다른 조직의 대사 과정에서 중요한 에너지원이 된다.

☑ KEYWORD
혈액 뇌 관문 P28

뇌세포의 모세 혈관에는 유해한 물질의 진입은 막고 뇌에 꼭 필요한 물질만 선택해서 들여보내는 '혈액 뇌 관문'이 있다. 포도당만이 이 혈액 뇌 관문을 통과할 수 있다고 알려져 있지만 실제로는 케톤체도 통과할 수 있다. 지방산도 통과는 할 수 있지만 뇌세포의 에너지원으로 쓰이지는 못하고 세포막의 원료로만 작용한다. 뇌세포의 에너지원으로 가능한 영양소는 포도당과 케톤체뿐이다.

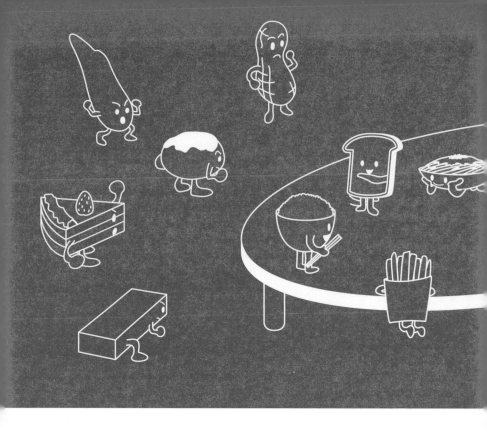

칼로리 제한보다도 당질 제한이 다이어트 효과가 훨씬 뛰어납니다. 어째서 섭취하는 칼로리를 줄이는 것보다 당질을 제한하는 편이 체중 감량에 효과가 있다는 것일까요? 기존의 상식으로는 의문이 들겠지만, 그 원리를 안다면 분명 납득하게 될 것입니다.

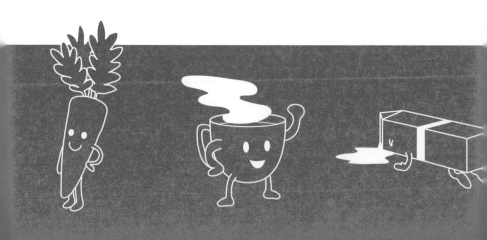

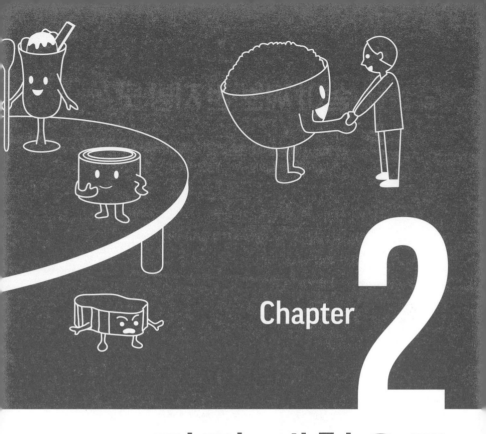

Chapter **2**

당질 제한으로
살이 빠지는 원리

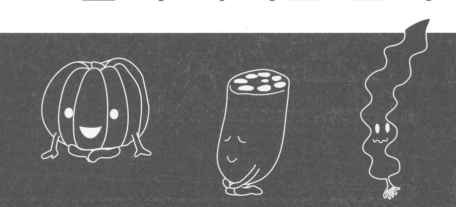

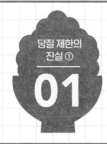

당질 제한의
진실 ①

01

살이 찌는 건 지방 탓?

오랫동안 지방은 살찌는 원인으로 알려져 왔습니다. 다른 영양소보다 칼로리가 높은 지방을 다이어트의 원흉으로 삼은 것인데, 정말 그럴까요?

당질 제한식이 알려지기 전까지 "칼로리가 높은 음식을 먹으면 살이 찐다, 지방을 많이 먹으면 살이 찐다."는 정의는 누구도 반박하기 어려운 정설로 통했다. 비만이란 소비되지 못한 에너지(칼로리)가 체지방으로 쌓이는 것을 말하므로 과식과 운동 부족이 겹치면 당연히 섭취한 칼로리는 곧 살이 되고 비만을 가속화한다는 주장에 따른 결과다.

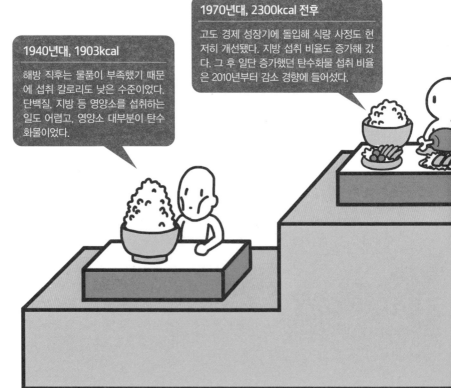

1970년대, 2300kcal 전후
고도 경제 성장기에 돌입해 식량 사정도 현저히 개선됐다. 지방 섭취 비율도 증가해 갔다. 그 후 일단 증가했던 탄수화물 섭취 비율은 2010년부터 감소 경향에 들어섰다.

1940년대, 1903kcal
해방 직후는 물품이 부족했기 때문에 섭취 칼로리도 낮은 수준이었다. 단백질, 지방 등 영양소를 섭취하는 일도 어렵고, 영양소 대부분이 탄수화물이었다.

섭취 칼로리와 소비 칼로리의 밸런스가 살이 찌느냐 빠지느냐를 결정하는 포인트라는 것은 사실이다. 하지만 칼로리 제한 다이어트를 해도 어느 정도 지나면 더 이상 살이 빠지지 않는다. 섭취 칼로리보다 소비 칼로리가 높아도 체중 감량이 정비례로 지속되지 않는다. 또한 저칼로리 다이어트는 요요를 부르고 결국 비만 인구는 줄지 않는다. 당뇨병과 대사 증후군도 증가하는 추세이다. 따라서 살찌는 원인이 고칼로리 식사 때문이라고만은 할 수 없다.

일본인의 섭취 칼로리와 비만 추이

※ 대한민국의 식탁 변화도 일본의 변화와 크게 다르지 않다. (감수자 주)

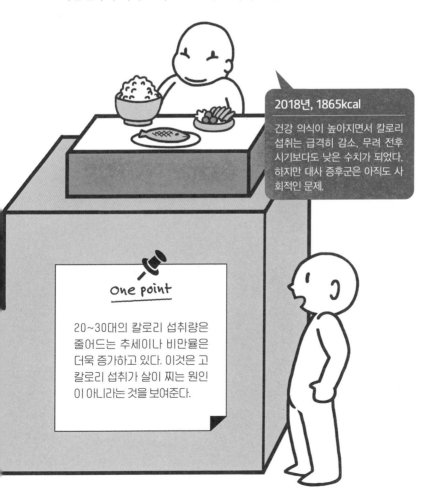

2018년, 1865kcal

건강 의식이 높아지면서 칼로리 섭취는 급격히 감소. 무려 전후 시기보다도 낮은 수치가 되었다. 하지만 대사 증후군은 아직도 사회적인 문제.

One point

20~30대의 칼로리 섭취량은 줄어드는 추세이나 비만율은 더욱 증가하고 있다. 이것은 고칼로리 섭취가 살이 찌는 원인이 아니라는 것을 보여준다.

당질 제한의
진실 ②
02

미국이 비만 정책을 실패한 이유

비만과 당뇨병이 사회적 문제가 된 미국. 패스트푸드나 가공식품 위주의 식습관이 불러온 칼로리 과잉 섭취에 의한 비만이 만연한 상황입니다.

한국이나 일본보다 비만과 당뇨병 인구가 많은 나라가 미국이다. 이에 미국은 그 원인으로 단위 중량당 칼로리가 가장 많은 '지방'을 지목했고 해결책으로 지방 섭취를 줄이자는 캠페인을 진행했다. 그 결과, 1971년부터 2000년까지 30년간 1일 권장 섭취 칼로리에서 지방이 차지하는 비율을 감소시키는 데 성공했으나 그 노력은 생각지도 못한 결과를 가져왔다.

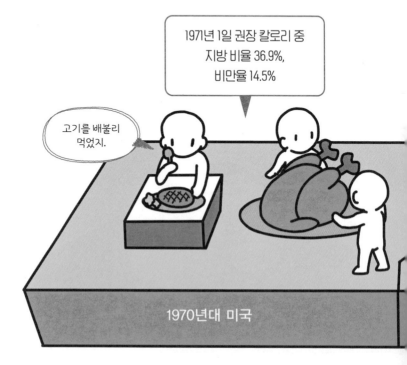

미국의 비만 정책 결과

1971년 1일 권장 칼로리 중 지방 비율 36.9%, 비만율 14.5%

고기를 배불리 먹었지.

1970년대 미국

비만율은 2배가 증가했으며 당뇨병 환자 수는 10년간 무려 2.5배로 늘었다. 지방 섭취량을 줄인 만큼 당질 섭취량이 상대적으로 높아진 것이 원인이었다. '고칼로리 및 지방이 아니라면 도대체 무엇이 비만과 당뇨병의 원인인가?' 하는 의문이 제기되었고, 여기서 도달한 답 중 하나가 바로 '당질'이었다. 이때 등장한 '앳킨스 다이어트'도 이런 맥락에서 출발했다.

※ 앳킨스 다이어트: 1972년 〈앳킨스 박사의 혁명적인 식이 요법(Dr. Atkins Diet Revolution)〉이란 책을 통해 탄수화물을 억제하면 지방과 단백질을 원하는 대로 먹으면서 살을 뺄 수 있다는 이론을 다뤄 큰 인기를 끌었다. 우리나라에서는 '황제 다이어트'란 이름으로 소개되었다.

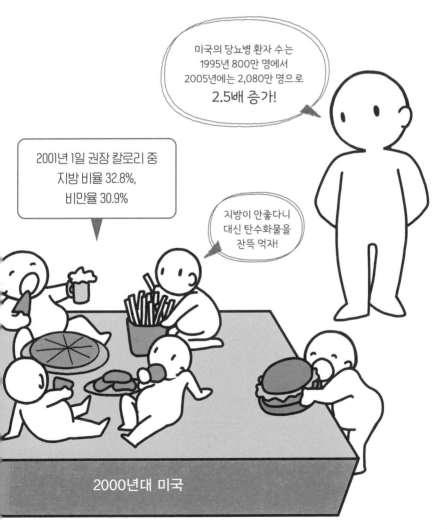

미국의 당뇨병 환자 수는 1995년 800만 명에서 2005년에는 2,080만 명으로 **2.5배 증가!**

2001년 1일 권장 칼로리 중 지방 비율 32.8%, 비만율 30.9%

지방이 안좋다니 대신 탄수화물을 잔뜩 먹자!

2000년대 미국

당질 제한의
진실 ③

03

혈당 상승 몬스터 '비만 호르몬'

당질을 많이 섭취하면 살이 찌고, 제한하면 살이 빠지는 것은 어떤 원리일까요? 인슐린 호르몬의 관점에서 살펴보면 답이 보입니다.

어째서 당질을 많이 섭취하면 살이 찌는 것일까. 간단히 설명하면 '당질 섭취 ⋯➤ 혈당치 상승 ⋯➤ 인슐린 분비'라는 우리 몸의 메커니즘 때문이다. 우리 몸은 당질 섭취로 인해 혈당치가 올라가면 혈당치를 조절하기 위해 포도당을 전신의 세포나 조직으로 보낸다. 이 과정에서 필요한 것이 췌장의 '랑게르한스섬 베타 세포'에서 분비되는 인슐린이다.

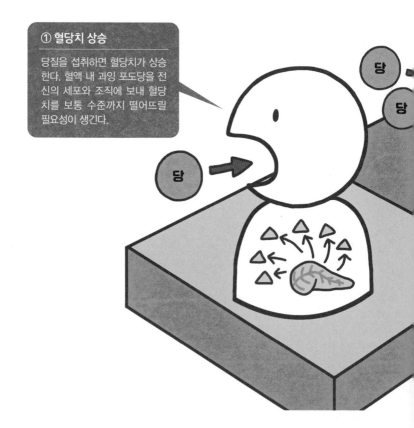

① 혈당치 상승

당질을 섭취하면 혈당치가 상승한다. 혈액 내 과잉 포도당을 전신의 세포와 조직에 보내 혈당치를 보통 수준까지 떨어뜨릴 필요성이 생긴다.

인슐린은 통상 일정량씩 분비되지만, 식후 혈당치가 '급상승'했을 경우에는 인슐린이 대량으로 분비되고 혈액 중에 넘쳐나서 '고인슐린 혈증'이 된다. 인슐린을 '혈당치 상승을 억제하기 위해 혈액 내 포도당을 지방 세포로 보내는 비만 호르몬'이라고 생각하자. 당질 제한식은 인슐린의 과잉 분비를 막아 날씬한 몸을 유지할 수 있는 좋은 방법이다.

비만 호르몬(인슐린)의 증가와 대책

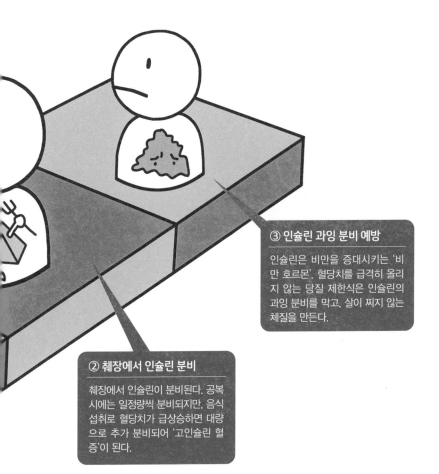

③ 인슐린 과잉 분비 예방

인슐린은 비만을 증대시키는 '비만 호르몬'. 혈당치를 급격히 올리지 않는 당질 제한식은 인슐린의 과잉 분비를 막고, 살이 찌지 않는 체질을 만든다.

② 췌장에서 인슐린 분비

췌장에서 인슐린이 분비된다. 공복 시에는 일정량씩 분비되지만, 음식 섭취로 혈당치가 급상승하면 대량으로 추가 분비되어 '고인슐린 혈증'이 된다.

체지방의 원재료는 '혈당'

체지방이란 체내에 남은 포도당이 중성 지방이 되어서 지방 세포에 축적된
것입니다. 혈당치의 상승은 비만 호르몬인 인슐린을 많이 분비시킵니다.

지금까지 당질에 관해 계속 얘기해 왔는데, 사실 당질에도 여러 종류가 있다.
밥이나 빵에는 '전분', 과자에는 '설탕', 과일에는 '과당'과 '포도당', 우유·유제품
에는 '유당' 등의 당질이 포함되어 있다. 과당을 제외한 당질은 소화 후에 분해되
어 포도당으로 변하고, 에너지원으로 체내에 흡수된다. (보통 탄수화물이라고 하면
곡물류에 들어 있는 전분, 당이라고 하면 설탕을 떠올리는데 맛과 상관없이 모두 포도당
으로 바뀌는 당질이라고 생각하면 된다.)

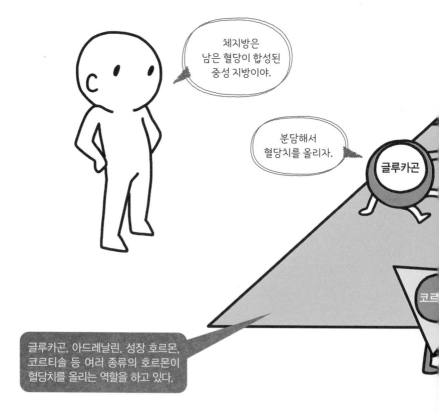

48

또 혈액 중 포도당을 '혈당', 100mL(1dL) 중의 포도당 양을 '혈당치'라고 한다. 음식물로 섭취한 당질은 혈당이 되고, 전신의 세포에서 이용된다. 그리고 남은 혈당은 근육이나 간에 글리코겐 형태로 저장된다. 그런데 글리코겐으로 저장할 수 있는 양은 한계가 있어 이를 넘어선 나머지 혈당은 인슐린 작용을 통해 지방 세포에 저장된다. 체지방의 원재료는 섭취한 지방이 아니라 '남은 혈당'인 것이다.

혈당치에 관련된 호르몬

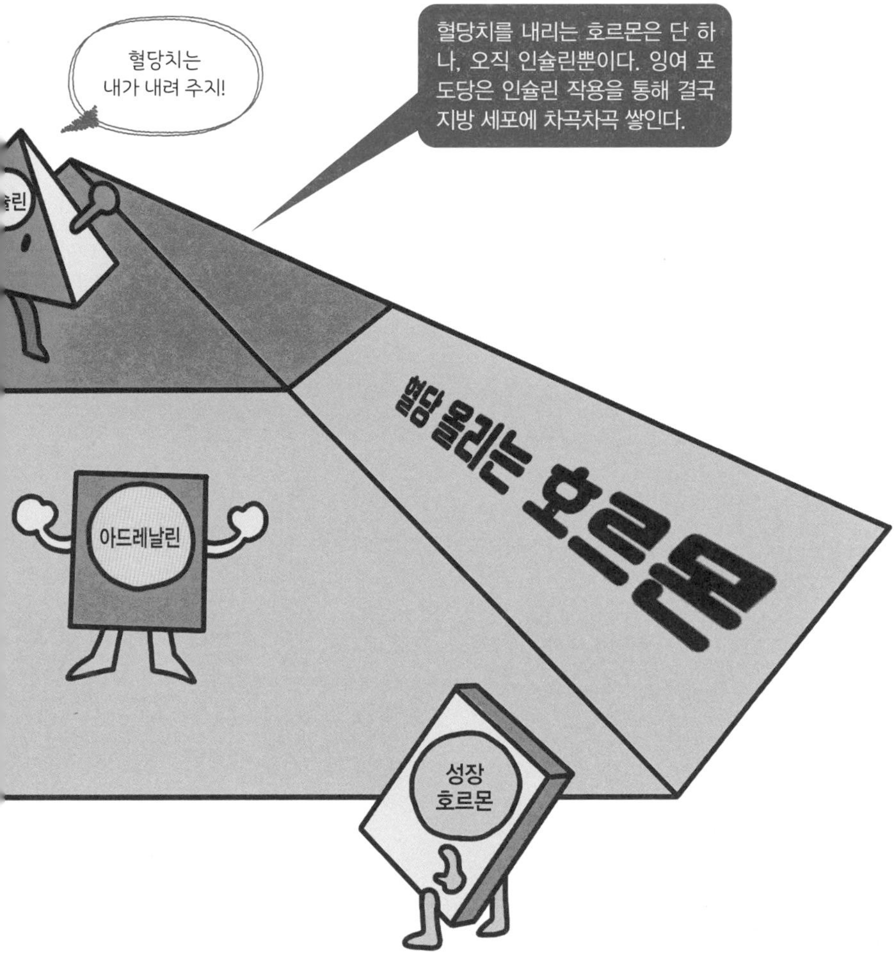

혈당치는 내가 내려 주지!

혈당치를 내리는 호르몬은 단 하나, 오직 인슐린뿐이다. 잉여 포도당은 인슐린 작용을 통해 결국 지방 세포에 차곡차곡 쌓인다.

인슐린

혈당 올리는 호르몬

아드레날린

성장 호르몬

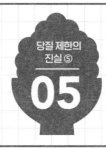

당질 제한의 진실 ⑤

05

혈당치 상승의 위험성

체지방을 축적하고 분해를 막는 인슐린. 살이 찌면 찔수록 인슐린이 과잉 분비되어 '고인슐린 혈증'이 됩니다.

식후 혈당치가 상승해 인슐린이 추가로 분비되면 근육 세포에서 혈당을 받아들여 포도당을 흡수하기 위해 'GLUT4(포도당 수송체 4; 글루코스·트랜스포터 4)'가 세포의 표면으로 이동한다. GLUT4에 의해 포도당이 근육 세포로 옮겨져 무사히 흡수되면 혈당치는 떨어진다. 하지만 당질이 몸에 들어왔기 때문에 지방 세포에서의 지방 분해는 정지된다.

당질 제한을 하면 식후 혈당치가 오르지 않고, 인슐린 추가 분비가 최소화한다.

당질을 섭취하면 혈당치가 상승해 인슐린이 분비되고, 공복 시 이루어지던 체지방 분해가 올 스톱! 혈당이 지방 세포로 흡수되어 체지방이 되고 비만이 온다.

지방

당

이런 과정을 통해 혈액 속에 남은 혈당이 지방 세포에 체지방으로 저장되어 결국 살이 찌는 것이다. 체지방이 늘면 '인슐린 저항성'이 생겨 인슐린의 성능이 떨어져 더 많은 인슐린이 분비되는데 이 상태를 '고인슐린 혈증(고인슐린증)'이라고 한다. 고인슐린 혈증 상태에서는 살이 쉽게 찌기 때문에 인슐린의 성능은 더욱더 떨어진다. 이 같은 악순환이 계속되면 당뇨병과 각종 대사 증후군을 유발하여 건강에 악영향을 미치기에 더 무서운 것이다.

혈당이 지방으로 변하는 과정과 인슐린 저항성

인슐린 작용으로 혈당을 받아들인 근육과 지방의 세포 안에서는 GLUT4가 세포 표면으로 이동해 포도당을 근육과 지방에 집어넣는다.

살이 찌면 인슐린의 효력이 약해지는 인슐린 저항성 상태가 되고 이는 고인슐린 혈증으로 이어진다. 이 상태가 되면 인슐린이 더 많이 필요하기 때문에 분비량을 더 늘린다. 하지만 인슐린은 이전만큼 성능을 발휘하지 못한다.

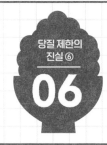

당질 제한의
진실 ⑥

06

인슐린의 본래 역할

본래 인슐린은 인체에 없어서는 안 되는 호르몬 중 하나로 인슐린이 없으면
대사 자체가 어려워 생명을 유지할 수 없습니다.

다이어트에 관심이 높아지면서 인슐린이 '비만 호르몬'이라 불리며 나쁜 것으
로 인식되고 있지만 사실 인슐린은 인체에 없어서는 안 될 중요한 호르몬이다.
인슐린이 없으면 에너지 대사 자체가 불가능하므로 생명을 유지할 수 없다. 또
혈당치가 상승했을 때 인슐린이 추가로 분비되지 않는다면 혈당을 근육이나 세
포로 보내지 못해 고혈당 상태를 조절할 수 없다.

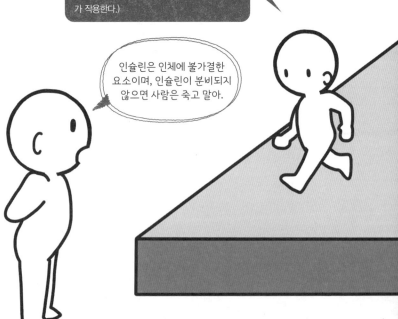

① 운동과 인슐린 기초 분비

"당질을 잔뜩 섭취해도 운동을 하면 인슐린
추가 분비 없이도 혈당치가 내려간다."고
얘기하는 사람도 있지만, 이러한 가정은 인
슐린의 기능이 정상일 때만 성립한다. (인슐
린 저항성 상태이거나 고혈당 상태에서는 변수
가 작용한다.)

인슐린은 인체에 불가결한
요소이며, 인슐린이 분비되지
않으면 사람은 죽고 말아.

인슐린에는 에너지원을 저장하는 '기아 극복 호르몬'이라는 역할이 있다. 인류 700만 년의 역사는 기아와의 싸움이었다고 해도 과언이 아닌데, 인슐린은 에너지원을 체지방으로 저장했다가 식량을 구할 수 없을 때 사용하도록 함으로써 생명을 유지시키는 가장 중요한 역할을 했다. 현대에는 당질 과잉 섭취로 인해 인슐린 호르몬이 역효과를 내게 되었고 그것이 바로 비만이다.

인슐린과 혈당치

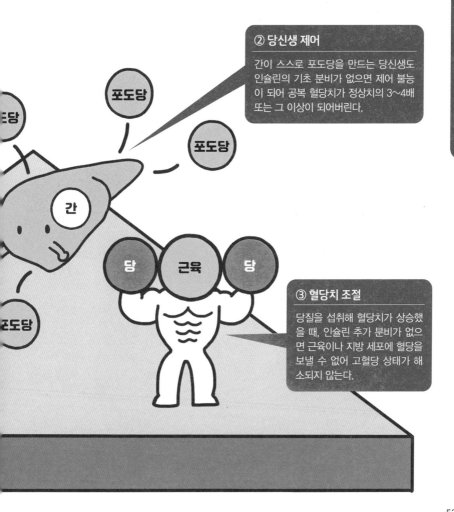

② 당신생 제어

간이 스스로 포도당을 만드는 당신생도 인슐린의 기초 분비가 없으면 제어 불능이 되어 공복 혈당치가 정상치의 3~4배 또는 그 이상이 되어버린다.

③ 혈당치 조절

당질을 섭취해 혈당치가 상승했을 때, 인슐린 추가 분비가 없으면 근육이나 지방 세포에 혈당을 보낼 수 없어 고혈당 상태가 해소되지 않는다.

당질 제한의
효과 ①

07

체지방을 태우기 쉬운 몸이란

비만의 원흉은 인슐린 과다 분비입니다. 3대 영양소 가운데서 인슐린과 가장 밀접한 당질의 섭취를 조절하면 살찌지 않는 몸을 만들 수 있습니다.

인체의 에너지원은 탄수화물(당질)과 지방인데 탄수화물 공급이 원활한 상태에서는 지방을 에너지원으로 쓰지 않는다. 하지만 당질을 제한하면 인간의 몸은 우선적으로 체지방을 꺼내 에너지원으로 쓴다. 체내에서 분해된 중성 지방이 지방산으로 변해 '미토콘드리아'라는 기관에서 에너지원으로 바뀌는데, 이렇게 지방 대사를 하는 몸을 '지방을 태우는 몸'이라 일컫는다.

지방을 태우기 어려운 몸

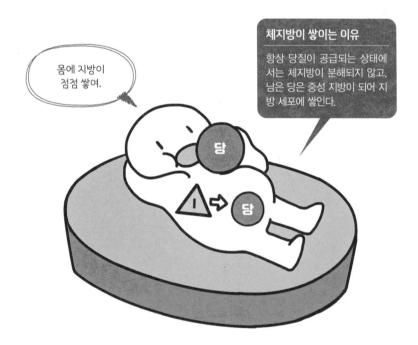

몸에 지방이
점점 쌓여.

체지방이 쌓이는 이유

항상 당질이 공급되는 상태에서는 체지방이 분해되지 않고, 남은 당은 중성 지방이 되어 지방 세포에 쌓인다.

또 간에서는 중성 지방 분해물인 지방산을 재료로 활용해 '케톤체'라는 물질을 생성하는데 이 케톤체도 미토콘드리아를 통해서 양질의 에너지원으로 이용된다. 다시 말해 '지방산+케톤체' 대사가 확립되면 체지방을 효율적으로 소비할 수 있다는 것이다. 하지만 당질 제한 없이는 체지방을 효율적으로 소비하는 지방 대사가 이뤄지지 않는다는 점을 명심하자.

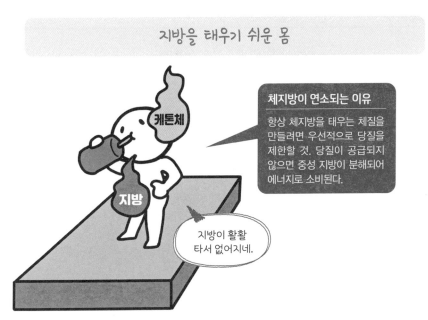

지방을 태우기 쉬운 몸

케톤체

지방

체지방이 연소되는 이유
항상 체지방을 태우는 체질을 만들려면 우선적으로 당질을 제한할 것. 당질이 공급되지 않으면 중성 지방이 분해되어 에너지로 소비된다.

지방이 활활 타서 없어지네.

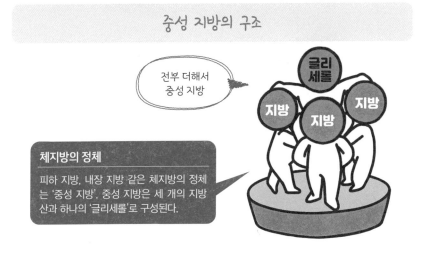

중성 지방의 구조

전부 더해서 중성 지방

글리세롤

지방

지방

지방

체지방의 정체
피하 지방, 내장 지방 같은 체지방의 정체는 '중성 지방'. 중성 지방은 세 개의 지방산과 하나의 '글리세롤'로 구성된다.

당질 제한의
효과 ②

08

지방을 뇌의 에너지로

뇌는 포도당만 에너지로 사용한다는 주장 때문에 당질 제한식을 하면 두뇌
활동에 문제가 생긴다고 걱정하는 사람이 많지만 이것은 엄청난 오해입니다.

'뇌의 에너지가 되는 것은 포도당뿐'이라고 오해하는 의사나 영양사도 있는 듯
한데, 지방의 대사 물질인 케톤체 역시 뇌의 에너지원으로 사용된다. 당질 제한
식은 '지방산+케톤체' 에너지계가 활성화하기 때문에 뇌에 에너지가 부족할 일
은 결코 없다. 다음은 전 세계 의학도와 의사들이 참고하는 생리학 텍스트 〈가이
톤 의학 생리학(Guyton and Hall Textbook of Medical Physiology)〉에 실려 있는
내용이다.

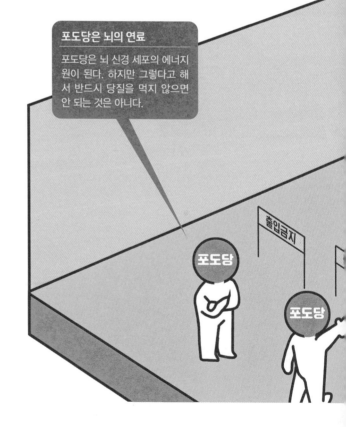

포도당은 뇌의 연료

포도당은 뇌 신경 세포의 에너지
원이 된다. 하지만 그렇다고 해
서 반드시 당질을 먹지 않으면
안 되는 것은 아니다.

캐나다 원주민인 이누이트족은 식량이 부족한 겨울에는 바다표범의 고기 등 완전 지방식을 먹으며 버텼는데, 평소 포도당만 에너지원으로 쓰는 뇌세포가 이 시기에는 50~70%의 에너지원을 케톤체에서 공급받는다고 한다. 문화 인류학적으로 보아도, 생리학적으로 보아도 당질 제한으로 머리가 나빠지는 일은 없다는 것을 알 수 있다.

지방산과 케톤체의 에너지 회로

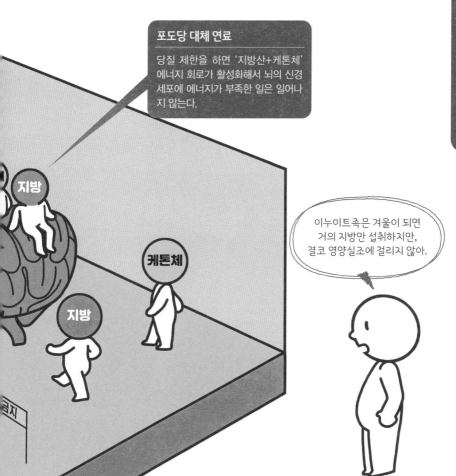

포도당 대체 연료
당질 제한을 하면 '지방산+케톤체' 에너지 회로가 활성화해서 뇌의 신경세포에 에너지가 부족한 일은 일어나지 않는다.

이누이트족은 겨울이 되면 거의 지방만 섭취하지만, 결코 영양실조에 걸리지 않아.

당질 제한의 효과 ③

09

포도당을 만드는 '당신생'

체내에서 당을 만드는 경로로 간의 '당신생' 작용이 있습니다. 간의 당신생 활동에는 많은 에너지가 필요하므로 체중 감량에도 효과적입니다.

당질 제한이 체중 감량에 효과적인 두 번째 이유는 간에서 행해지는 '당신생' 활동을 통해 에너지가 소비되고, 살이 빠지기 쉬운 몸이 되기 때문이다. 당신생이란 단백질에서 분해된 '아미노산', 중성 지방에서 분해된 '글리세롤', 포도당이 대사되어 생기는 '유산' 등을 재료로 간에서 포도당을 합성해 혈당치를 유지하는 시스템을 말한다.

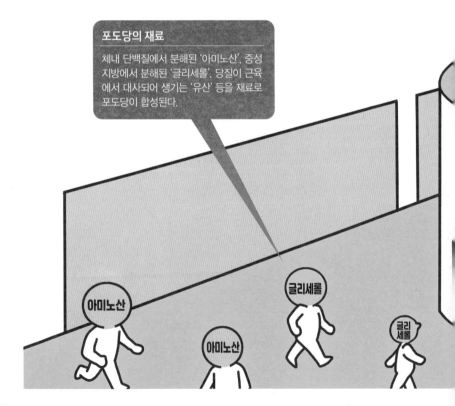

포도당의 재료

체내 단백질에서 분해된 '아미노산', 중성 지방에서 분해된 '글리세롤', 당질이 근육에서 대사되어 생기는 '유산' 등을 재료로 포도당이 합성된다.

체내에서 포도당을 만들어내는 당신생 과정에는 대량의 에너지가 소모된다. 당신생을 촉진하여 체중 감량 효과를 보려면 당신생이 일어나는 환경을 만드는 것이 핵심인데 당질 제한식이 당신생의 포인트이다.

덧붙여 3대 영양소 가운데 인체가 합성할 수 없는 성분은 단백질의 '필수 아미노산', 지방의 '필수 지방산'이 있다. 반면 포도당은 체내에서 합성할 수 있기 때문에 '필수 당질'이라고 부르지 않는다.

당신생의 메커니즘

간에서 포도당 합성

간에서 포도당을 합성하는 당신생 과정에서 많은 에너지를 소비한다. 따라서 살이 빠지기 쉽다.

출구

혈당치를 일정하게

새로 생성된 포도당이 체내를 순환하고, 당 수치를 일정하게 유지하게 해준다.

GC = 포도당(glucose)

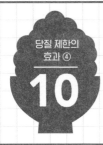

당질 없이도 괜찮아!

수면 상태일 때나 공복일 때, 우리 몸은 '지방산+케톤체'를 중요한 에너지원으로 사용합니다. 포도당은 거의 사용하지 않습니다.

수면이나 공복 상태처럼 당질을 섭취하지 않는 동안 우리 인간의 몸은 '지방산+케톤체'를 중요한 에너지원으로 사용한다. 700만 년이라는 인류의 역사를 돌이켜 보더라도 인간의 몸은 하루의 많은 시간 동안 '지방산+케톤체'를 주 에너지원으로 이용해 왔으며 '포도당+글리코겐'이라는 에너지원은 운이 좋아서 과일 같은 당질을 먹을 수 있었을 때나 비축하게 되는 것으로, 매우 예외적인 경우였다는 것을 알 수 있다.

시간 경과와 에너지원 변화

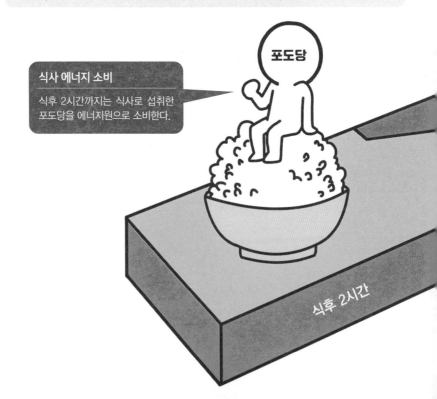

식사 에너지 소비
식후 2시간까지는 식사로 섭취한 포도당을 에너지원으로 소비한다.

포도당

식후 2시간

당질 제한식을 하면 음식물 섭취로 인한 혈당치 상승은 적어지므로 인슐린이 자극받을 환경이 줄어든다. 또한 기름 두른 스테이크를 먹는 도중에도 간에서는 당신생 활동이 활발하게 이루어져 체내에서 포도당을 만들어내기 때문에 혈당치를 안정적으로 유지할 수 있다.

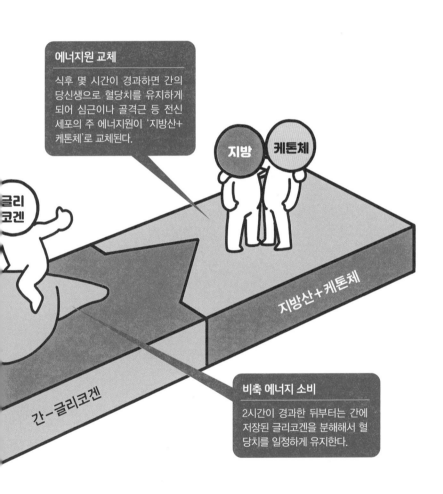

에너지원 교체
식후 몇 시간이 경과하면 간의 당신생으로 혈당치를 유지하게 되어 심근이나 골격근 등 전신 세포의 주 에너지원이 '지방산+케톤체'로 교체된다.

지방

케톤체

글리코겐

지방산+케톤체

간-글리코겐

비축 에너지 소비
2시간이 경과한 뒤부터는 간에 저장된 글리코겐을 분해해서 혈당치를 일정하게 유지한다.

당질 제한의
효과 ⑤

11

단백질의 칼로리 소비

당질 제한의 효과는 체지방 분해를 촉진하는 것만이 아닙니다. '식사 유발성 열 생산(DIT)'을 늘리고, 칼로리 소비를 끌어올립니다.

당질 제한이 다이어트에 효과적이라고 말할 수 있는 세 번째 이유는 '식사 유발성 열 생산'(DIT; Diet-Induced Thermogenesis, 높을수록 에너지 소비가 많음)이 늘어나 살이 빠지기 쉬워지기 때문이다. 식사 중에 몸이 따뜻해지는 경험을 해본 적이 있을 것이다. DIT는 영양소를 소화·흡수할 때 생기는 열을 말하며, 3대 영양소를 비교하면 '탄수화물(당질) 6%, 지방 4%, 단백질 30%'로 단백질이 열로 가장 많이 바뀌어 소비됨을 알 수 있다.

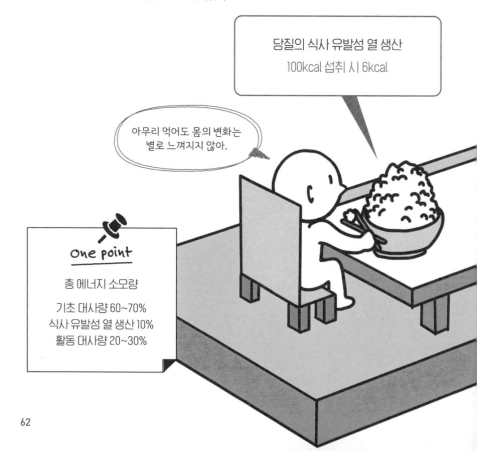

당질의 식사 유발성 열 생산

100kcal 섭취 시 6kcal

아무리 먹어도 몸의 변화는
별로 느껴지지 않아.

one point

총 에너지 소모량

기초 대사량 60~70%
식사 유발성 열 생산 10%
활동 대사량 20~30%

따라서 당질은 제한하면서 칼로리 소비를 끌어올려주는 단백질 섭취를 늘리는 것 역시 체중 감량에 좋은 포인트이다. 칼로리 제한 다이어트를 하면 우리 몸은 섭취한 영양소로 에너지 대사를 하기보다 우선 저장하려 든다. 따라서 기초대사량과 근육량이 줄어 살이 찌기 쉬운 몸이 되는 것이다. 반대로 당질 제한식은 당질을 제한하고 단백질 섭취량을 늘리기 때문에 단백질 부족으로 근육(근육량)이 떨어지는 일도 없고, 칼로리 소비량도 증가한다.

당질과 단백질의 '식사 유발성 열 생산' 차이

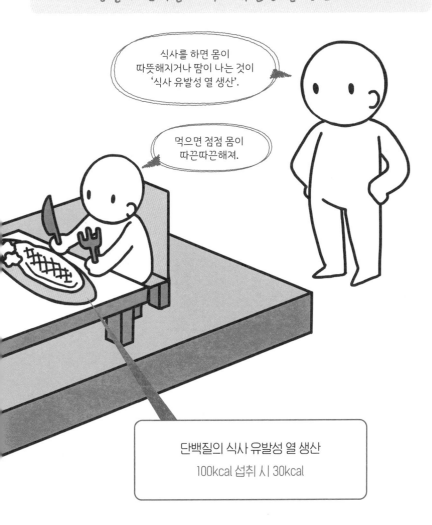

식사를 하면 몸이 따뜻해지거나 땀이 나는 것이 '식사 유발성 열 생산'.

먹으면 점점 몸이 따끈따끈해져.

단백질의 식사 유발성 열 생산
100kcal 섭취 시 | 30kcal

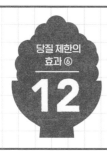

당질 제한의
효과 ⑥

12

단백질은 OK

스테이크, 로스트 치킨 등 단백질 기반의 식사는 양이 과한 것처럼 생각될
수 있는데, 사실 그 정도는 먹어도 괜찮습니다.

일반적인 식사에서 단백질 섭취량은 체중 1kg당 0.8~1.0g. 체중이 65kg이라
면 52~65g이 적정 단백질 섭취량이겠지만, 사실 당질 제한식에서는 그 두 배를
먹어도 문제없다. 근육량을 늘리고자 하는 운동선수는 체중 1kg당 2.0g 이상의
단백질을 먹기도 한다. 단, 단백질 과잉 섭취는 신장에 부담을 줄 수 있으니 신장
관련 지병이 있는 사람은 각별히 주의해야 한다.

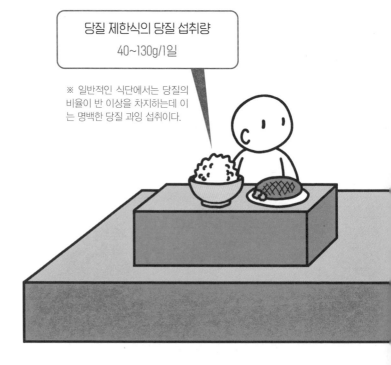

단백질 권장 섭취량

당질 제한식의 당질 섭취량
40~130g/1일

※ 일반적인 식단에서는 당질의
비율이 반 이상을 차지하는데 이
는 명백한 당질 과잉 섭취이다.

예를 들어 당뇨병으로 인해 신장의 기능이 약해지는 '당뇨병성 신장 질환'에 걸린 경우는 어떨까. 일본신장학회 발표 자료에는 '단백질을 과잉 섭취하지 말 것'이라고 실려 있지만 '제한'하라고 언급하지는 않았다. 미국당뇨병학회도 당뇨병성 신장 질환일 때 '단백질 제한은 추천하지 않는다.'고 명확히 밝힌 바 있다. 따라서 당뇨병성 신장 질환이 있더라도 의사와 상담하여 몸에 맞는 섭취량을 찾으면 당질 제한식이 가능하다.

※ 2019년 대한당뇨병학회의 당뇨병 치료 지침에서는 당뇨병성 신장 질환을 동반한 경우 초기부터 엄격한 단백질 제한은 필요치 않으나 고단백질 섭취(총 칼로리의 20% 이상)는 피하는 것이 도움이 될 수 있다고 권하고 있다. (감수자 주)

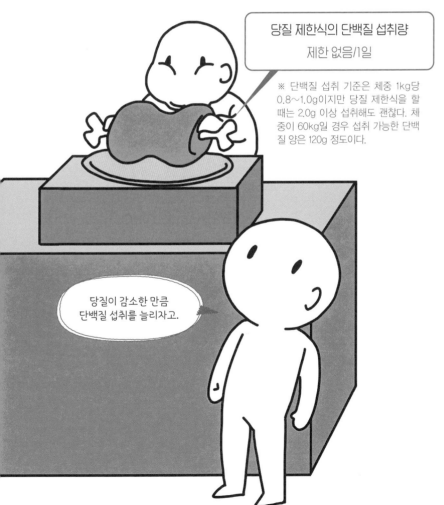

당질 제한식의 단백질 섭취량
제한 없음/1일

※ 단백질 섭취 기준은 체중 1kg당 0.8~1.0g이지만 당질 제한식을 할 때는 2.0g 이상 섭취해도 괜찮다. 체중이 60kg일 경우 섭취 가능한 단백질 양은 120g 정도이다.

당질이 감소한 만큼 단백질 섭취를 늘리자고.

column 02
마시면 안 되는 칵테일

증류주 가운데서도 멀리해야 할 술은 과즙을 섞어 만든 칵테일입니다. 예를 들면 진을 오렌지 주스와 섞어 만든 인기 칵테일 '스크류 드라이버'는 한 잔(200mL)에 당질 19g이 들어 있습니다. 또 보드카에 라임 주스와 진저 에일을 첨가한 '모스코 뮬' 1잔(150mL)에 든 당질의 양은 9.4g입니다. 진을 베이스로 한 칵테일을 마시고 싶다면 '김렛'이나 '진 라임', '진리키', '마티니'를, 보드카 베이스라면 '블러디 메어리'나 '보드카 마티니'를 추천합니다.

보드카나 진을 마신다면 당질이 없는 탄산수를 섞거나, 과실의 풍미를 원한다면 레몬 또는 라임을 얇게 썰어 곁들이세요. 물론 당질이 없는 술이라고 해서 벌컥벌컥 마시는 것은 당질 제한 이전에 건강을 해치므로 조심해야 합니다. 술을 많이 마시면 간을 비롯해 각종 장기에 큰 부담이 됩니다.

대한가정의학회 알코올연구소에서는 소주는 2잔(90mL), 막걸리는 1사발(250mL), 맥주는 작은 병맥주 1병(360mL), 와인 1잔(150mL), 양주 1잔(45mL)을 성인 남성의 1일 적정 음주량으로 제시하고 있습니다. 한편 일본 후생노동청에서는 순 알코올로 환산했을 때 1일 권장량을 20g으로 제한하고 있는데 이는 소주(25도)라면 1컵(100mL), 위스키·진·보드카는 더블 1잔(60mL), 당질 제로인 캔 츄하이(7도)라면 350mL 1캔이 기준입니다.

그렇다고 권장량을 매일 마시는 것은 좋지 않습니다. 한 주에 최소 2~3일은 술을 마시지 않는 휴식일을 만들어서 몸을 쉬게 해야 한다는 것을 잊지 말아야 하겠습니다.

☑ KEYWORD
칼로리 P42

기계를 움직이는 데 전기 에너지가 필요하듯, 인간도 살아가기 위해서는 에너지가 필요하다. '칼로리'란 우리 몸이 필요로 하는 에너지의 단위다. 물 1L의 온도를 1℃ 올리는 데는 1kcal의 에너지가 필요하다. 인간의 에너지원은 식량이다. 하루에 필요한 칼로리는 나이, 성별, 평소 운동량에 따라 제각각 다르다.

☑ KEYWORD
혈당치와 관련된 호르몬 P48

혈당을 올리는 호르몬에는 글루카곤, 성장 호르몬, 코르티솔, 카테콜아민, 갑상샘 호르몬, 소마토스타틴 등 여러 가지가 있다. 반면 혈당치를 낮추는 호르몬은 오직 인슐린뿐이다.

☑ KEYWORD
지방 P42

지방에는 카놀라유, 참기름 등 상온에서 액체 상태를 유지하는 것과 버터, 코코넛 오일처럼 상온에서 고체인 것이 있다. 지방의 칼로리는 1g당 9kcal로 3대 영양소 중 가장 높다. 지방은 세포막이나 호르몬의 재료가 되는데 지방에는 체내에서 절대 만들 수 없는 필수 지방산이 있어 식품으로 섭취해야 한다. 지방이 부족하면 발육 장애나 피부염의 원인이 된다.

☑ KEYWORD
GLUT4(포도당 수송체 4) P50

인슐린에 의해 조절된 포도당을 옮기는 수송체로서 주로 지방 조직과 골격근, 심근에 있다. 세포 표면에 위치하고, 포도당을 혈액 안에서 세포 안으로 흡수할 때 작용한다.(혈액 속의 포도당을 세포 안으로 집어넣는 역할을 한다.) GLUT4는 운동을 해서 근육이 수축했을 때나 당질을 섭취해서 혈당치가 상승했을 때 분비된 인슐린에 의해 세포 안에서 세포 표면으로 이동한다.

☑ KEYWORD
고인슐린 혈증 P46

인슐린의 효능이 약해진 상태로 췌장이 혈당치를 낮추려고 인슐린을 대량 분비하면 결과적으로 혈액 내 인슐린 농도가 상승해 고인슐린 혈증이 된다. 고인슐린 혈증과 인슐린 저항성은 암을 유발하는 데에도 영향이 있다고 알려져 있다. 또 고혈당 상태는 세포 내 산화 스트레스를 키우고 산화 스트레스는 DNA에 데미지를 준다.

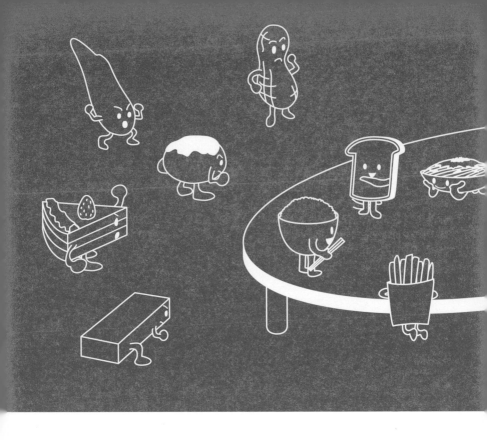

지금까지 당질 제한이란 무엇인가에 관해 이야기했습니다. 이제부터는 당질 제한식을 실제로 시작하는 데 필요한 기초 지식부터 응용법, 실천 테크닉을 소개하겠습니다. 문턱이 높아 보이는 당질 제한. 사실은 약간의 요령만 알면 누구나 실천할 수 있습니다.

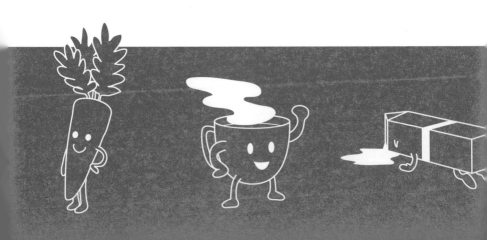

Chapter

3

당질 제한
실천 테크닉

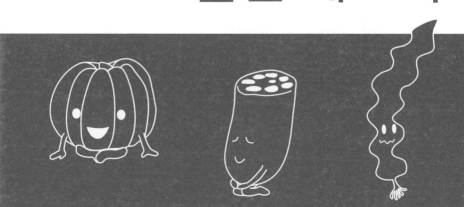

당질 제한
십계명 ①

01

단백질과 지방을 잔뜩 섭취

당질을 많이 함유한 식품만 피하면 다른 것은 잔뜩 먹어도 되는 것이 당질 제한식! 다이어트 스트레스가 적을 수밖에 없습니다.

당질 제한의 제1 포인트는 단백질과 지방은 많이 먹어도 좋다는 것이다. 기존에는 탄수화물(당질) 60%, 지방과 단백질 각각 20%를 기준으로 칼로리를 섭취하는 것이 균형 잡힌 식단이라 권장되었다. 하지만 현실적으로는 당뇨병이나 비만이 급격히 증가하였다.

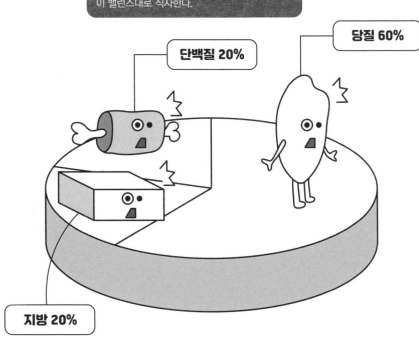

기존의 영양 밸런스

3대 영양소 가운데 당질이 절반 이상을 차지하는 것이 기존의 권장 식단. 대부분의 사람이 아직도 이 밸런스대로 식사한다.

당질 60%

단백질 20%

지방 20%

건강한 식사라고 하면 튀김이나 스테이크 등을 멀리하고 기름을 쓰지 않은 요리 또는 채식이라는 고정된 이미지가 있다. 하지만 당질 제한식에서는 튀김도 고기 요리도 참을 필요가 없다. 밥과 면류, 빵, 감자 같은 전분과 단맛을 피하면 어패류, 육류, 콩 제품, 채소, 해초, 버섯 등 무엇을 먹어도 상관없으므로 배고픔 없이 지속 가능하다는 것이 당질 제한 다이어트의 매력이다.

영양 밸런스 비교

당질 제한의 밸런스

당질을 줄인 만큼 단백질과 지방의 섭취량을 늘린다. 밥을 주식으로 하는 한국인의 관점에서는 반찬으로 먹던 것이 메인 메뉴가 되는 식사인데 먹는 것을 줄였을 때 나타나기 십상인 스트레스도 적다.

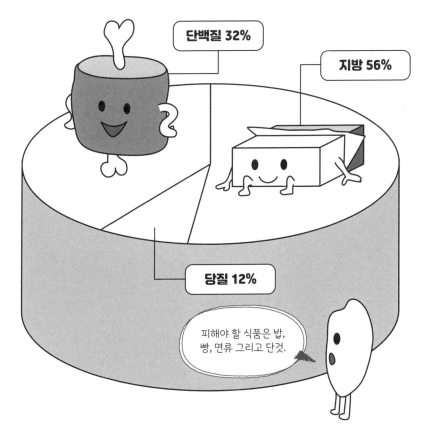

단백질 32%

지방 56%

당질 12%

피해야 할 식품은 밥, 빵, 면류 그리고 단것.

당질 제한
십계명 ②

02

전분 & 단것은 다이어트의 천적

당질 제한식은 식재료부터 최대한 당질이 없는 것을 선택해야 합니다. 따라서 먼저 당질이 무엇인지 확실히 이해하는 것이 중요합니다.

당질 제한식은 당질이 함유된 음식을 피하는 건강 식단이다. 당질이 많은 식품이라고 하면 우선 설탕이 떠오르지만, 설탕뿐만 아니라 벌꿀이나 흑설탕 같은 단맛 나는 것들에는 전부 당질이 들어 있다. 식재료가 무엇이든 상관없이 '단맛=당질'이라고 생각하는 것이 기본이며 단맛을 내는 식품은 물론이고 과일, 옥수수, 호박 등도 당질이 많이 들어 있으므로 좋지 않다.

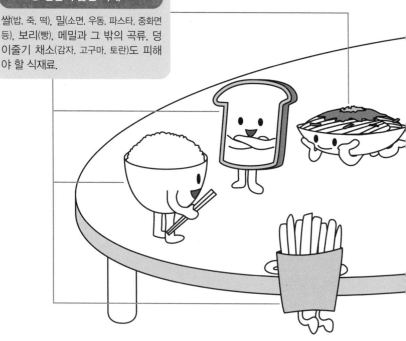

① 전분이 많은 식재료

쌀(밥, 죽, 떡), 밀(소면, 우동, 파스타, 중화면 등), 보리(빵), 메밀과 그 밖의 곡류, 덩이줄기 채소(감자, 고구마, 토란)도 피해야 할 식재료.

한 가지 더 염두에 두어야 할 것은 '달지 않더라도 탄수화물을 많이 포함한 식품은 당질이 많다.'는 사실이다. 쌀, 빵, 면 등 기존에 주식으로 먹던 음식의 주성분은 탄수화물. 다시 말해 당질 덩어리이다. 또 감자나 돼지감자 같은 덩이줄기 채소에 전분이 많으며, 감자 전분으로 만든 국수나 부침개 같은 요리도 피해야 한다. 그 밖에 소스나 케첩 등 단맛이 나는 조미료, 절임이나 각종 조림 요리 등도 설탕을 많이 사용하기 때문에 피해야 한다.

당질 3대 NG 식재료

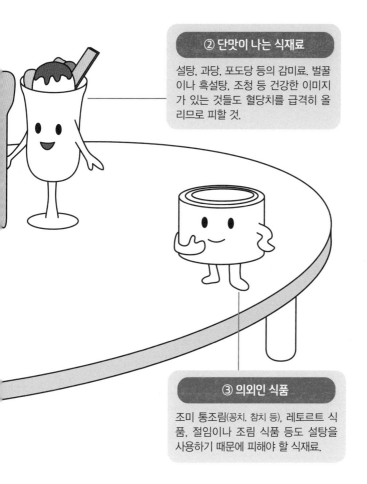

② 단맛이 나는 식재료

설탕, 과당, 포도당 등의 감미료. 벌꿀이나 흑설탕, 조청 등 건강한 이미지가 있는 것들도 혈당치를 급격히 올리므로 피할 것.

③ 의외인 식품

조미 통조림(꽁치, 참치 등), 레토르트 식품, 절임이나 조림 식품 등도 설탕을 사용하기 때문에 피해야 할 식재료.

당질 제한
십계명 ③

03

참기 어려울 때는 소량 섭취

쌀밥을 주식으로 해오다 보니 밥이 빠진 식탁에 바로 적용하기 힘들 수 있습니다. 이럴 때 유용한 대처법을 알아봅니다.

당질 제한식에서는 우선적으로 밥을 먹지 말아야 한다. 하지만 밥을 주식으로 해온 오랜 식습관을 단번에 고치기란 쉽지 않다. 못 참을 정도로 먹고 싶을 때는 소량만 먹도록 한다. 밥, 빵, 면 등 곡물로 만든 것은 정제된 것이든, 아니든 당질이 많이 함유되어 있다. 따라서 최대한 소량만 섭취하고 곤약을 이용한 곤약 쌀밥이나 저당질 빵(키토 빵) 등을 적절히 이용하는 것을 권한다.

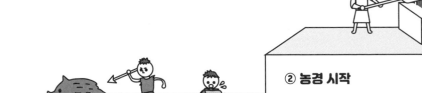

① 수렵·채집 시대

육류, 어패류, 들풀, 동물의 골수,
나무 열매, 곤충, 버섯 등을 중심으로
섭취했고, 곡물은 없었다.

② 농경 시작

밀 등의 곡물 재배가 시작되고,
밥이나 빵을 먹기 시작했다.

약 700만 년 전

약 1만 년 전

정제 곡물에 비하면 미정제 곡물은 혈당치 상승이 상대적으로 완만하고, 비만 호르몬인 인슐린 분비량도 약간은 줄일 수 있지만 다른 식재료에 비해 절대적으로 당질의 양이 많다는 것을 잊지 말자.

곡물류를 천천히 씹어 먹는 것도 적게 먹는 것에 도움이 된다. 씹을수록 곡물 특유의 단맛이 느껴지고 포만감도 생기므로 일석이조이다. 우리 조상들이 그랬던 것처럼 천천히 최대한 느긋하게 맛을 음미하는 식습관을 가져보자.

주식의 변천사

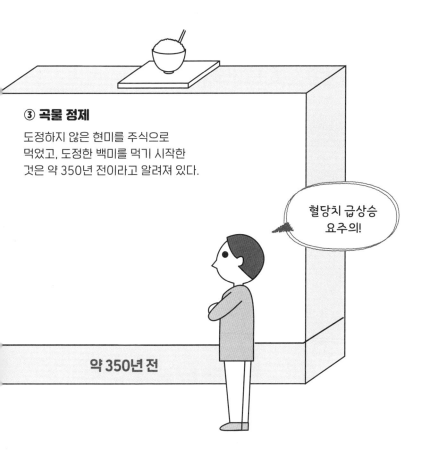

③ 곡물 정제

도정하지 않은 현미를 주식으로
먹었고, 도정한 백미를 먹기 시작한
것은 약 350년 전이라고 알려져 있다.

혈당치 급상승
요주의!

약 350년 전

당질 제한 십계명 ④

04 OK인 음료, NG인 음료

음식만이 아니라 음료에도 당질이 들어 있습니다. 기본적으로 단 음식은 피하는 게 당질 제한의 철칙입니다.

당질 제한식에 주스나 청량음료가 좋지 않다는 것은 쉽게 예측할 수 있을 것이다. 이런 음료들에는 평균 약 10% 농도로 설탕이나 과당이 들어 있으니 500mL 페트병이라면 약 50g, 각설탕 10개에 해당되는 놀라운 양이다. 게다가 음료의 당질은 물에 녹아 있는 상태여서 체내 흡수도 빨라 혈당치 급상승으로 이어지므로 각별한 주의가 필요하다.

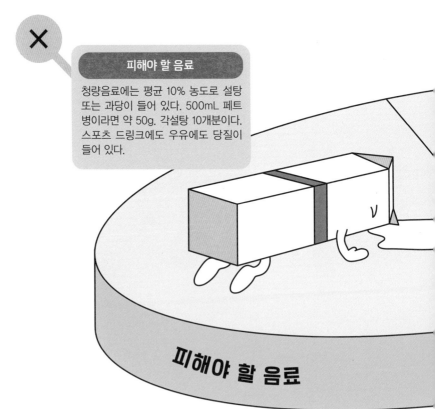

피해야 할 음료

청량음료에는 평균 10% 농도로 설탕 또는 과당이 들어 있다. 500mL 페트병이라면 약 50g, 각설탕 10개분이다. 스포츠 드링크에도 우유에도 당질이 들어 있다.

피해야 할 음료

또 자칫 놓치기 쉬운 것이 스포츠 드링크와 채소 주스이다. 이 두 가지는 기능성 음료라 단맛도 적고 건강에 좋을 것이란 생각에 괜찮을 것 같지만 이 둘 역시 당질을 다량 함유하고 있으니 피하는 것이 좋다. 우유도 유당이라는 당질이 상당량 들어 있으므로 대량 섭취는 금물이다. (저지방 우유에는 더 많은 당질이 포함되어 있다.) 한편 마셔도 괜찮은 음료로는 가공하지 않은 콩으로 만든 무설탕 두유, 녹차, 탄산수, 설탕이나 우유를 넣지 않은 커피나 홍차 등이 있다.

OK 음료 vs. NG 음료

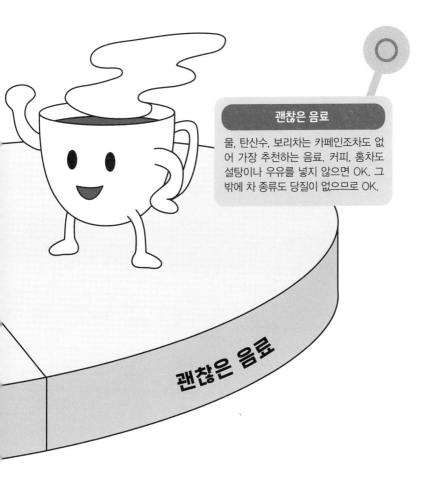

괜찮은 음료

물, 탄산수, 보리차는 카페인조차도 없어 가장 추천하는 음료. 커피, 홍차도 설탕이나 우유를 넣지 않으면 OK. 그 밖에 차 종류도 당질이 없으므로 OK.

괜찮은 음료

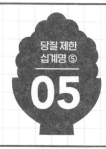

당질 제한
십계명 ⑤

05

OK인 채소, NG인 채소

주식 채소와 부식 채소로 식사를 구성하는 것이 당질 제한. 이를 위해 부식 채소도 식재료로서 제대로 섭취합시다.

당질 제한식에서는 섭취해야 하는 채소와 피해야 할 채소가 있다. 시금치, 소송채, 양배추, 배추 같은 잎채소는 권장하지만 감자, 고구마와 같은 덩이줄기 채소류나 당근, 연근, 잠두콩, 호박은 당질이 많으므로 피하는 것이 좋다(72쪽 참조). 그 외 당질량이 적은 브로콜리, 피망 등의 채소와 해초, 버섯 등을 권장한다.

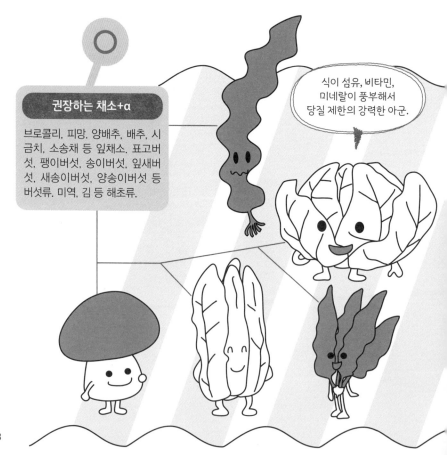

권장하는 채소+α

브로콜리, 피망. 양배추, 배추, 시금치, 소송채 등 잎채소. 표고버섯, 팽이버섯, 송이버섯, 잎새버섯, 새송이버섯, 양송이버섯 등 버섯류. 미역, 김 등 해초류.

식이 섬유, 비타민, 미네랄이 풍부해서 당질 제한의 강력한 아군.

버섯은 칼로리도 당질도 낮으므로 안심하고 먹어도 된다. 해초도 전반적으로 당질이 낮은데, 다시마만은 예외이므로 주의가 필요하다. 다시마를 직접 섭취하는 것은 피하는 편이 좋지만 국물 맛을 내는 데 사용하는 것은 문제없다.

채소, 버섯, 해초류를 가득 넣고 된장국이나 수프를 끓이면 영양 밸런스가 훌륭한 당질 제한식이 된다.

OK 채소 vs. NG 채소

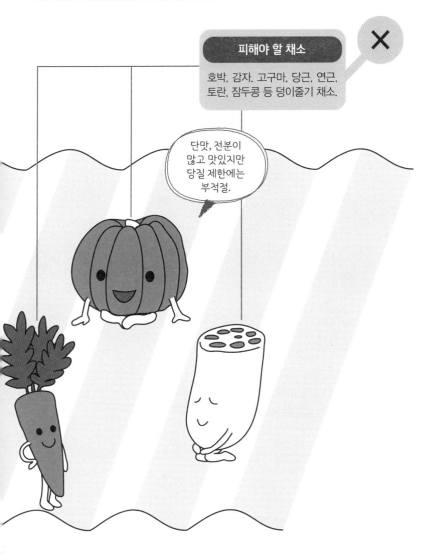

당질 제한 십계명 ⑥

06

좋은 지방, 나쁜 지방

지방을 효율적으로 활용할 수 있는 몸을 만드는 것이 당질 제한의 중요 목적. 지방은 에너지원일 뿐만 아니라 세포막이나 호르몬의 재료가 됩니다.

그동안 지방은 다른 영양소보다 칼로리가 높다는 이유로 기피되어 왔지만 좋은 에너지원인 데다 세포막이나 호르몬을 만들기 위해서도 필요하므로 제대로 섭취해야 할 영양소이다. 하지만 섭취해야 하는 지방과 피해야 하는 지방이 따로 있다는 점을 주의해야 한다.

좋은 지방 vs. 나쁜 지방

EPA와 DHA

생선 기름의 일종. 정어리나 고등어, 꽁치, 참치 등에 들어 있고, 중성 지방이나 콜레스테롤 농도를 개선한다.

one point

지방은 세포막을 비롯해 신체 조직의 재료가 된다. 칼로리 제한 다이어트에서는 배척되었던 지방이지만, 사실은 적극 섭취하지 않으면 안 되는 중요한 영양소다. 특히 생선에 포함된 지방은 건강에 좋다.

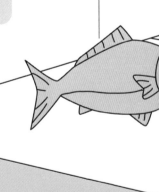

좋은 지방산은 올리브유 등에 들어 있는 올레인산, 들기름에 들어 있는 a-리놀렌산, 고등어나 정어리 속의 생선 기름(EPA, DHA)이다. 이들 지방산은 지방 대사를 개선하거나 혈행을 원활하게 하는 효과가 있다. 버터나 라드 등 동물성 지방도 권장한다. 하지만 콩기름이나 옥수수 기름에 들어 있는 리놀산은 알레르기성 질환이나 염증을 일으키니 많이 섭취하지 않도록 주의해야 하고, 마가린에 들어있는 트랜스 지방산은 심장병이나 알레르기성 질환의 요인이 되니 피하는 것이 좋다.

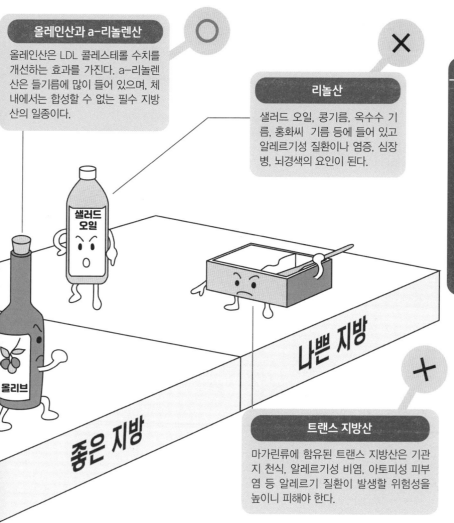

올레인산과 a-리놀렌산

올레인산은 LDL 콜레스테롤 수치를 개선하는 효과를 가진다. a-리놀렌산은 들기름에 많이 들어 있으며, 체내에서는 합성할 수 없는 필수 지방산의 일종이다.

리놀산

샐러드 오일, 콩기름, 옥수수 기름, 홍화씨 기름 등에 들어 있고 알레르기성 질환이나 염증, 심장병, 뇌경색의 요인이 된다.

트랜스 지방산

마가린류에 함유된 트랜스 지방산은 기관지 천식, 알레르기성 비염, 아토피성 피부염 등 알레르기 질환이 발생할 위험성을 높이니 피해야 한다.

샐러드 오일

올리브

나쁜 지방

좋은 지방

07

좋은 조미료, 나쁜 조미료

마요네즈 하면 칼로리가 높아 다이어트의 적이라는 인식이 강합니다. 하지만 당질 제한에서는 꼭 그렇지만도 않습니다.

당질 제한에서 꼭 피해야 하는 건 당질이며, 칼로리는 신경 쓸 필요가 없다. 마요네즈는 고칼로리의 대표 주자로 분류되지만, 당질은 거의 들어 있지 않기 때문에 마음껏 먹어도 좋다. 단, 원재료를 꼭 확인해야 한다. 달걀, 기름, 식초, 소금만으로 만들어졌다면 안심이지만 맛을 더하기 위해 설탕 등이 들어간 것이 있을 수도 있다. 저지방 제품으로 나온 것은 원재료 외에 감미료가 들어가기 마련이므로 피한다.

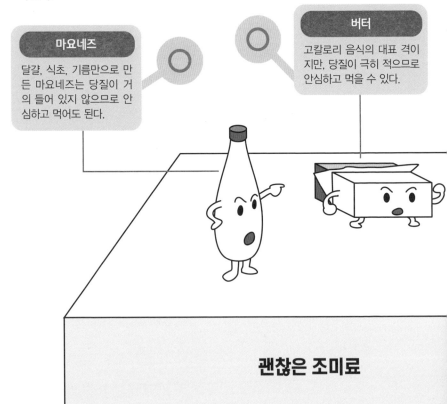

마요네즈

달걀, 식초, 기름만으로 만든 마요네즈는 당질이 거의 들어 있지 않으므로 안심하고 먹어도 된다.

버터

고칼로리 음식의 대표 격이지만, 당질이 극히 적으므로 안심하고 먹을 수 있다.

괜찮은 조미료

또 버터도 당질 제한 식품이므로 괜찮다. 반면 토마토케첩이나 소스 등 단맛이 나는 조미료 및 맛술에는 설탕이 함유되어 있으므로 피하거나 극소량만 사용한다. 간장이나 된장은 재래식으로 만든 것을 권하고 시판 제품을 사용한다면 원재료 표기와 식품 성분표의 내용을 확인하여 당질이 적은 제품을 선택하는 것이 좋다. 고추장의 경우는 설탕이 많이 포함되어 있으므로 피하는 것이 좋다.

좋은 조미료 vs. 나쁜 조미료

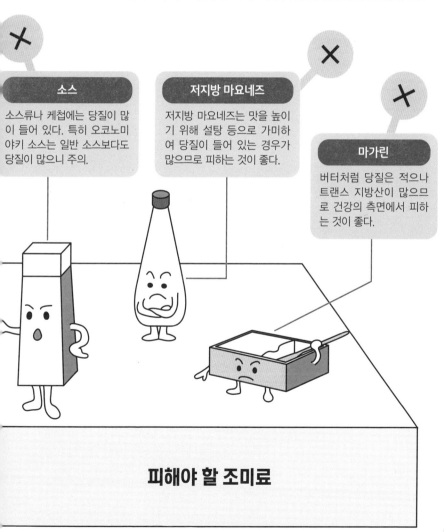

소스

소스류나 케첩에는 당질이 많이 들어 있다. 특히 오코노미야키 소스는 일반 소스보다도 당질이 많으니 주의.

저지방 마요네즈

저지방 마요네즈는 맛을 높이기 위해 설탕 등으로 가미하여 당질이 들어 있는 경우가 많으므로 피하는 것이 좋다.

마가린

버터처럼 당질은 적으나 트랜스 지방산이 많으므로 건강의 측면에서 피하는 것이 좋다.

피해야 할 조미료

좋은 알코올, 나쁜 알코올

당질 제한 십계명 ⑧

08

당질 제한에서는 알코올도 OK. 단, 아무 술이나 마셔도 좋다는 뜻은 아니니, 분명하게 기준을 정해 놓은 상태에서 술을 즐깁시다.

당질 제한에서는 술을 금지하지는 않지만 종류에 따라서 마셔도 좋은 것과 아닌 것이 있으므로 기억해 두길 바란다. 마셔도 좋은 것은 소주, 위스키, 브랜디, 보드카, 럼 등의 증류식 주류이다. 하지만 증류주 베이스에 과즙을 추가한 칵테일이나 과일 발효주 등은 당질이 들어 있으므로 NG.

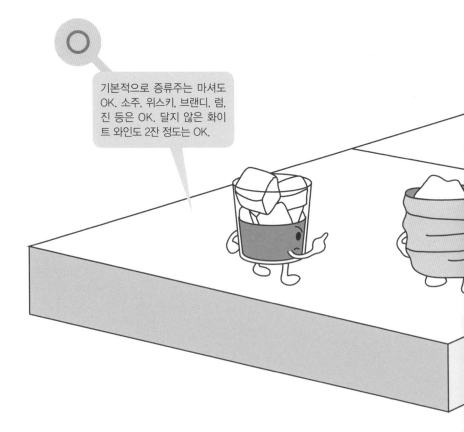

기본적으로 증류주는 마셔도 OK. 소주, 위스키, 브랜디, 럼, 진 등은 OK. 달지 않은 화이트 와인도 2잔 정도는 OK.

특히 맥주와 정종, 과일주 같은 양조주는 곡물이나 과실을 원료로 사용하고 있어 당질 함유량이 많으므로 좋지 않다. 예외로는 레드 와인과 쌉쌉한 맛의 화이트 와인은 당질이 적으므로 괜찮다. 맥주는 피하는 것이 좋으나 참기 어렵다면 당질 제로 맥주, 저칼로리 맥주 또는 맥아 비율이 낮은 발포주 정도를 조금 마시도록 한다.

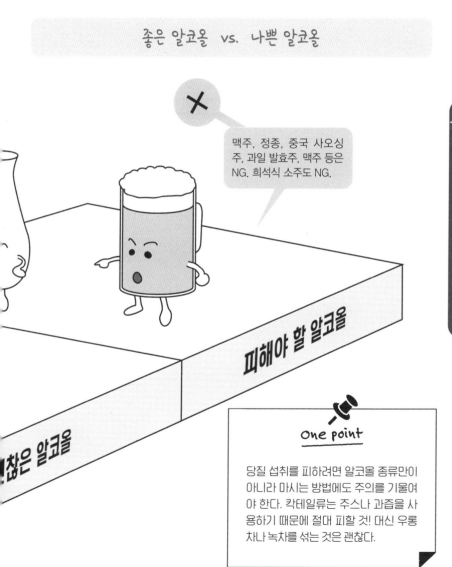

좋은 알코올 vs. 나쁜 알코올

맥주, 정종, 중국 사오싱주, 과일 발효주, 맥주 등은 NG. 희석식 소주도 NG.

피해야 할 알코올

참은 알코올

One point

당질 섭취를 피하려면 알코올 종류만이 아니라 마시는 방법에도 주의를 기울여야 한다. 칵테일류는 주스나 과즙을 사용하기 때문에 절대 피할 것! 대신 우롱차나 녹차를 섞는 것은 괜찮다.

좋은 간식은 치즈, 견과류

식사 시간 사이에 배가 고파지는 일이 자주 있을 겁니다. 당질 제한식을 할 때는 간식이 매우 중요하다는 것이 독특한 점입니다.

일이나 공부를 하는 도중 공복감이 느껴질 때는 당질이 적은 것으로 잘 선택만 한다면 간식을 먹어도 상관없다. 쿠키나 초콜릿 같은 단것은 물론이고 곡류를 원료로 하는 전병이나 스낵은 NG. 당질 제한 식단에서 추천하는 간식은 치즈나 견과류인데 양질의 단백질과 지방, 미네랄이 들어 있어서 건강에도 좋다.

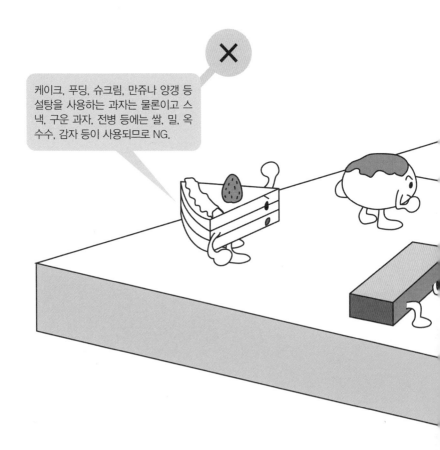

케이크, 푸딩, 슈크림, 만쥬나 양갱 등 설탕을 사용하는 과자는 물론이고 스낵, 구운 과자, 전병 등에는 쌀, 밀, 옥수수, 감자 등이 사용되므로 NG.

단것이 너무도 먹고 싶다면 인공 감미료인 '당알코올'을 이용해 보자. 가장 추천하는 것은 '에리스리톨'로 칼로리도 없고 체내에서 흡수되지 않아 혈당에도 영향을 주지 않는다. 에리스리톨을 첨가한 저당질 간식도 인터넷 등에서 판매하고 있으니 너무 참기 어려울 때는 이용해 보라. (에리스리톨 이외의 당알코올은 설탕의 절반 정도로 혈당치를 올린다.)

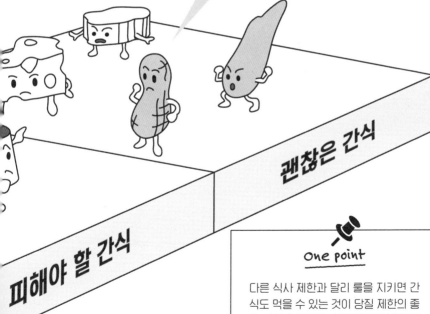

좋은 간식 vs. 나쁜 간식

치즈나 견과류에는 양질의 단백질, 지방, 미네랄이 포함되어 있으므로 간식으로 추천. 또 멸치나 조개 관자 같은 건어물, 훈제 닭가슴살 등도 간식으로 적합하다. 최근에는 당질 제한에 적합한 달콤한 간식도 발매되고 있다.

괜찮은 간식

피해야 할 간식

One point

다른 식사 제한과 달리 룰을 지키면 간식도 먹을 수 있는 것이 당질 제한의 좋은 점이다. 견과류, 치즈, 건어물 등 간식으로 먹을 수 있는 것이 풍부해서 잘 조합하면 풍족한 식생활을 보내면서도 더욱 건강해질 수 있다.

당질이 없는 가공식품은 OK

당질 제한 십계명 ⑩ 10

식품을 구입할 때 되도록 첨가물이 없는 것을 고르고 싶을 겁니다. 하지만 그것보다도 더 신경 써야 할 것은 역시 당질입니다.

당질 제한은 식사 중에서 당질만 제한하는 식단으로 당질이 들어 있지 않다면 기본적으로는 뭐든 먹어도 상관없다. 당질 제한식에서는 식품 첨가물이 들어 있는 가공식품도 제한하지 않으며 당질에 더 초점을 둔다. 예를 들어 식품 첨가물이 들어 있는 소시지를 먹는 것이 당질을 계속 섭취해서 발생하는 건강상의 문제보다는 상대적으로 문제가 적다는 것이다.

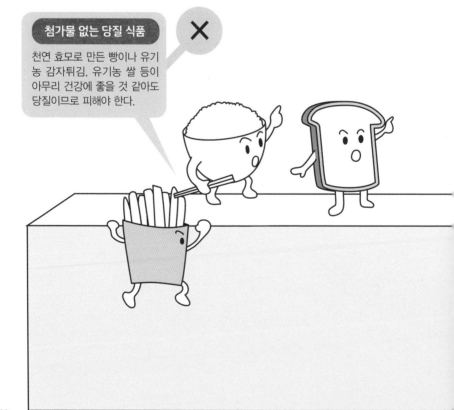

첨가물 없는 당질 식품 ✕

천연 효모로 만든 빵이나 유기농 감자튀김, 유기농 쌀 등이 아무리 건강에 좋을 것 같아도 당질이므로 피해야 한다.

자연에서 온 제대로 된 재료를 이용해 직접 요리를 해 먹는 것이 가장 이상적인 식사이지만 매 끼니를 그렇게 먹기란 현실적으로 어려운 일이다. 식품 첨가물이 들어 있는 가공식품은 피하고 자연식품, 유기농 무농약 채소 등을 먹는 것이 좋겠지만 보존성을 생각하면 어쩔 수 없을 때도 있고, 자연식품은 상대적으로 비용이 많이 든다. 자신의 라이프스타일이나 경제 상황에 맞게, 무리가 없는 범위에서 당질 제한식을 실천하는 최선의 선택을 하는 것도 좋은 방법이라 할 수 있을 것이다.

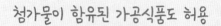

첨가물이 함유된 가공식품도 허용

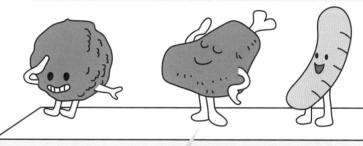

전자레인지에 데워 먹는 냉동 튀김이나 미트볼, 시판 소시지 등은 첨가물이 포함돼 있긴 해도 당질이 들어 있는 식품을 먹는 것보다는 낫다.

one point

일반적으로 냉동식품이나 즉석식품은 건강한 식재료의 이미지는 아니지만 여기에 들어 있는 식품 첨가물은 건강 면에서 문제가 없다고 허가를 받은 것이다. 당질을 계속 섭취해서 생기는 문제와 비교하면 상대적으로 문제가 없다고 생각된다.

실전 테크닉 ① 11

밥, 빵, 면의 대체 식품

자취를 하는 경우에는 '대체 식품'을 활용하는 것이 밥, 빵, 면에 대한 갈망을 달래는 한 가지 방법이 됩니다. 밥, 빵, 면의 대체 식품을 알아봅니다.

밥, 빵, 면류 등 주식을 대체할 만한 음식을 만드는 방법을 알아보자. 우선 밥을 대신할 수 있는 식재료로는 두부, 배추, 콜리플라워, 팽이버섯 등을 들 수 있다.

예를 들어 두부는 면포 등으로 싸서 물기를 짜내어 밥 같은 알갱이 모양으로 만든 다음 볶아서 카레라이스나 볶음밥을 할 때 밥 대신 이용할 수 있다. 배추는 심, 콜리플라워는 굵은 줄기, 팽이버섯은 밑뿌리를 제거한 부분을 데친 뒤 잘게 다져 요리에 사용하면 밥과 비슷한 식감을 낼 수 있다.

밥 대체 식품

배추나 콜리플라워, 팽이버섯 등을 다듬어 밥알 크기로 다진 것, 물기를 짜고 으깬 두부는 밥을 대신할 수 있는 대체 식품. 준비 과정도 그다지 번거롭지 않다.

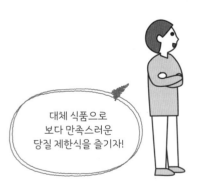

대체 식품으로 보다 만족스러운 당질 제한식을 즐기자!

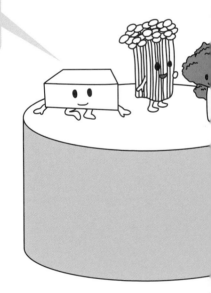

면 대체 식품으로는 칼로리 없는 곤약을 권한다. 다양한 곤약 제품이 시판되고 있으므로 요리에 맞는 제품을 골라 사용할 수 있다.

빵은 저당질 빵들도 시판되고 있지만, 직접 만들고자 한다면 비지나 콩가루를 사용해 만들 것을 추천한다. 비지는 밀가루를 대체할 수 있어서 각종 부침 요리에도 쓸 수 있다.

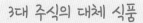
3대 주식의 대체 식품

밥, 빵, 면을 당장 끊기 어렵다면 대체 식품을 이용하자.

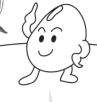

빵 대체 식품

시판 저당질 빵도 있지만, 비지나 콩가루로 빵을 만드는 것이 더 효과적이다. 당질이 적을 뿐만 아니라 식이 섬유, 칼슘, 칼륨 등 영양이 풍부하다.

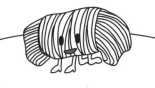

면 대체 식품

실곤약. 1~2분 데쳐서 냄새와 물기를 빼면 준비 완료. 라면, 파스타, 볶음 국수 등 용도가 다양하다.
단, 곤약은 소화하기 어려울 수 있으므로 잘 씹어 먹어야 한다.

외식 시 주의할 점

일이 바쁘다고 외식만 하고 지낸다면 다이어트를 할 수 없습니다. 하지만 외식을 하더라도 메뉴를 잘 선택하면 당질 제한식이 가능합니다.

　최대한 직접 요리를 해서 먹으려고 노력하더라도 외식을 할 일이 종종 생기기 마련이다. 외식을 하더라도 어떤 메뉴를 선택하느냐에 따라 충분히 당질 제한식을 유지할 수 있다. 스테이크를 먹되 밥과 빵을 빼고 선택하면 저당질식이 된다. 또 맵고 짠 양념보다는 소금·후추·허브 구이처럼 담백하게 양념한 메뉴를 추천한다.

　한식이나 일식은 건강식이라는 이미지가 있는데 맛술이나 설탕이 들어가는 음식이 꽤 많고, 특히 일식은 데리야키 소스를 사용하거나 설탕을 넣고 조린 음식이 많으므로 주의해야 한다. 한식에서는 고추장 양념이 들어간 음식을 특히 조심해야 한다. 고추장에 설탕이 많이 들어 있어 당질 함량이 매우 높기 때문이다.

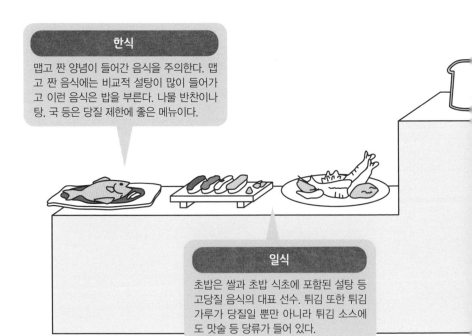

한식

맵고 짠 양념이 들어간 음식을 주의한다. 맵고 짠 음식에는 비교적 설탕이 많이 들어가고 이런 음식은 밥을 부른다. 나물 반찬이나 탕, 국 등은 당질 제한에 좋은 메뉴이다.

일식

초밥은 쌀과 초밥 식초에 포함된 설탕 등 고당질 음식의 대표 선수. 튀김 또한 튀김 가루가 당질일 뿐만 아니라 튀김 소스에도 맛술 등 당류가 들어 있다.

중식에서는 소스를 걸쭉하게 만들기 위해 전분이 사용되므로 걸쭉한 소스가 들어가는 것은 피하고 설탕이 들어가는 양념을 쓰는 팔보채나 칠리새우 등도 신경을 써야 하며, 밀가루 등으로 피를 만드는 만두, 춘권 등도 고당질이므로 피해야 한다. 생선회, 냉두부, 닭 소금구이, 삼겹살구이, 내장볶음 등은 저당질이므로 추천!

3대 외식 음식 중 NG 메뉴

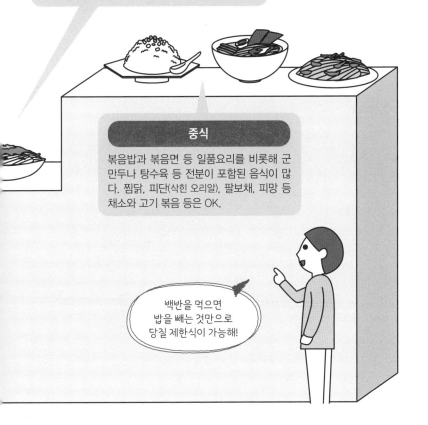

양식

양념에 설탕이 사용되지 않기 때문에 빵이나 파스타, 단맛의 디저트류를 피하면 당질 제한을 하기 쉽다. 스테이크나 돼지고기·닭고기 소테(센 불에 빠르게 볶는 조리법) 등을 위주로 먹으면 저당질식이 된다.

중식

볶음밥과 볶음면 등 일품요리를 비롯해 군만두나 탕수육 등 전분이 포함된 음식이 많다. 찜닭, 피단(삭힌 오리알), 팔보채, 피망 등 채소와 고기 볶음 등은 OK.

백반을 먹으면 밥을 빼는 것만으로 당질 제한식이 가능해!

당질 제한 삼시 세끼

당질 제한을 생활 리듬에 짜 넣어 실천합시다. 당질 제한을 습관화하면 생활 습관병으로부터 벗어날 수 있습니다.

밥을 주식으로 하여 삼시 세끼를 먹듯이 당질 제한 역시 루틴을 만들면 어렵지 않게 실천할 수 있는 식단이다. 쉽게 말해서 패턴을 어느 정도 정해 놓고 그 안에서 메뉴를 정하는 것이다. 우선 집에서 먹을 때가 많은 아침 식사는 밥 대신 낫토나 두부, 고기를 넉넉히 넣은 미역국 등 고기와 채소 등의 건더기가 많이 들어간 국이나 탕류 또는 햄과 달걀, 베이컨 등을 이용해 먹으면 든든한 한 끼로 충분하다.

출근, 외출 등으로 밖에서 점심을 먹을 때는 주로 빨리 먹을 수 있는 밥, 면, 햄버거 등을 택하게 되는데 어느 것이나 다 고당질 메뉴이다. 도시락을 준비하기

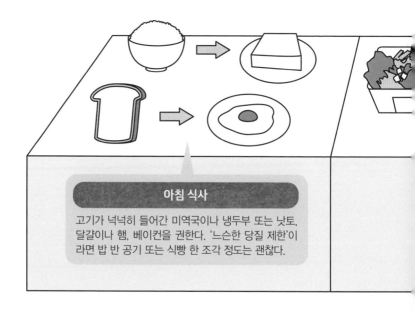

아침 식사

고기가 넉넉히 들어간 미역국이나 냉두부 또는 낫토, 달걀이나 햄, 베이컨을 권한다. '느슨한 당질 제한'이라면 밥 반 공기 또는 식빵 한 조각 정도는 괜찮다.

어렵다면 편의점에서 메뉴를 잘 고르는 것이 좋은 해결책이 될 수 있다. 최근 편의점에는 소시지, 구운 달걀, 샐러드 등이 다양하게 구비되어 있으니 그 가운데서 저당질 제품을 골라 먹는다.

저녁 식사로는 전골 요리를 추천한다. 한 냄비에 고기나 생선, 채소, 버섯 등을 넣고 요리하면 다채로운 식재료를 골고루 섭취할 수 있어 영양 밸런스도 만점이다.

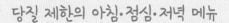

당질 제한의 아침·점심·저녁 메뉴

점심 식사 때 백반에서
밥을 빼거나 줄이면
간단히 저당질식을 먹을 수 있지.

점심 식사

편의점식의 경우, 샐러드+단백질(삶은 달걀, 햄, 소시지, 닭가슴살, 참치캔 등) 등을 권장. 패스트푸드점의 빵을 뺀 버거나 닭 튀김도 좋은 한 끼.
곰탕, 추어탕, 돼지국밥 등의 탕류도 밥만 빼면 당질 제한식으로 적당하다.

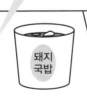

돼지
국밥

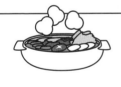

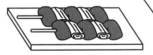

저녁 식사

외식을 하든 집에서 직접 요리를 해 먹든 샤브샤브 같은 전골 요리를 추천. 조리가 간단하고, 육류·어패류·두부·채소·버섯·해초 같은 저당질 식재료를 마음껏 넣을 수 있어 단백질·비타민·미네랄·식이 섬유를 비롯한 각종 영양소를 두루 섭취할 수 있다. 스테이크, 닭 구이, 돼지고기 수육 등도 OK.

3단계 당질 제한식

'당질 제한'이라는 한 가지 용어로 지칭되기는 해도 다양한 실천 방법이 존재합니다. 여기서는 대표적인 세 가지 당질 제한식을 소개합니다.

당질 제한식에는 몇 가지 패턴이 있는데 이 책에서는 '슈퍼 당질 제한식', '스탠더드 당질 제한식', '느슨한 당질 제한식' 3가지로 나눠서 소개한다.

슈퍼 당질 제한식은 아침·점심·저녁 세끼 모두 밥, 빵, 면을 먹지 않는 것으로 한 끼마다 당질은 10~20g, 세끼를 다 더해도 30~60g으로 제한하는 방법이다. 빠른 효과를 기대할 수 있지만, 당질 제로에 도전하는 것이라 도중에 포기할 가능성이 큰 것도 사실이다.

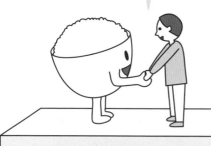

느슨한 당질 제한식

건강한 사람의 다이어트나 건강 유지에 유효. 하루 세끼 중 저녁 식사만 당질을 제한. 한 끼당 당질 50~60g, 1일 총 당질 섭취량 110g~130g이 목표.

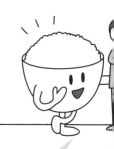

스탠더드 당질 제한식

하루 두 끼 당질을 제한하는 방법. 저녁 식사 때는 꼭 당질을 제한하고 아침과 점심 식사 중 어느 한 끼 당질을 제한한다. 한 끼당 당질 섭취량은 50~60g. 1일 총 당질 섭취량 70~100g이 목표.

스탠더드 당질 제한식은 아침 식사 또는 점심 식사 중 한 끼만 밥, 빵, 면을 조금 섭취하는 방법이다. 밥, 빵, 면을 먹는 끼니의 당질 섭취량은 50~60g, 1일 총 당질 섭취량은 70~100g을 목표로 한다.

　느슨한 당질 제한식은 저녁 식사만 당질 제한을 하고, 아침 식사와 점심 식사는 밥, 빵, 면을 먹는 것으로 아침 식사와 점심 식사 한 끼당 당질 섭취량은 50~60g, 1일 총 당질 섭취량은 110~130g이 목표이다. 자신에게 맞는 패턴으로 도전해 보자.

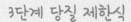

3단계 당질 제한식

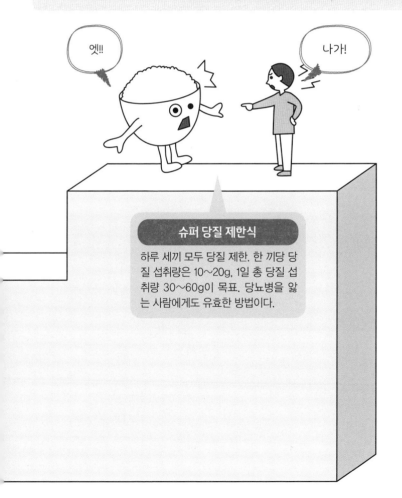

슈퍼 당질 제한식

하루 세끼 모두 당질 제한. 한 끼당 당질 섭취량은 10~20g, 1일 총 당질 섭취량 30~60g이 목표. 당뇨병을 앓는 사람에게도 유효한 방법이다.

엣!!

나가!

실전 테크닉 ⑤ 15

탄수화물 비중을 낮춘다

현 시대는 영양소의 절반 이상을 당질이 차지하는 초고당질식 시대. 이 쏠림 현상을 바로잡으려면 당질 섭취의 밸런스를 다시 생각할 필요가 있습니다.

살아가는 데 필요한 영양소 중 탄수화물(당질), 지방, 단백질을 3대 영양소라고 한다. 일반적인 식단에서 3대 영양소 칼로리 밸런스는, 전체를 100이라고 했을 때 탄수화물 65% : 단백질 15% : 지방 20%로 가장 많이 섭취하는 것이 탄수화물, 즉 당질이다. 당질 제한식은 밥, 빵, 면 등의 당질 섭취를 줄여 당질을 제한하는 식사법이다.

당질 60% ⟶ 12%로

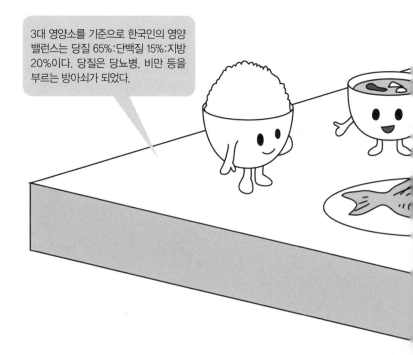

3대 영양소를 기준으로 한국인의 영양 밸런스는 당질 65%:단백질 15%:지방 20%이다. 당질은 당뇨병, 비만 등을 부르는 방아쇠가 되었다.

칼로리는 살아가는 데 필요한 것이므로 당질을 제한해 감소한 칼로리만큼을 지방과 단백질로 보충해야 한다. 슈퍼 당질 제한식의 칼로리 밸런스는 당질 12% : 지방 56% : 단백질 32%이다. 지방은 주로 고기·생선·견과류·올리브오일에서, 단백질은 고기·생선·달걀에서 섭취한다. 특히 치즈는 지방과 단백질을 동시에 섭취할 수 있으니 적극 활용하자.

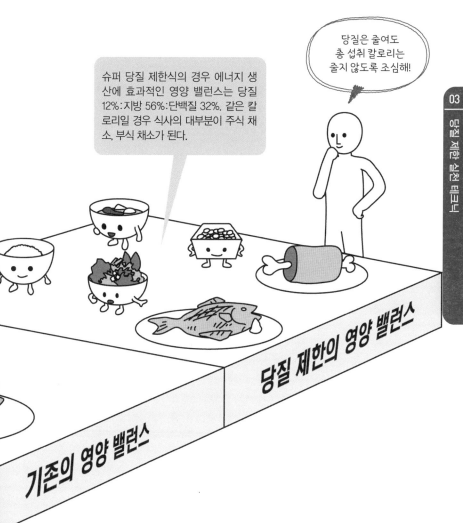

당질은 줄여도 총 섭취 칼로리는 줄지 않도록 조심해!

슈퍼 당질 제한식의 경우 에너지 생산에 효과적인 영양 밸런스는 당질 12%:지방 56%:단백질 32%. 같은 칼로리일 경우 식사의 대부분이 주식 채소, 부식 채소가 된다.

당질 제한의 영양 밸런스

기존의 영양 밸런스

실전
테크닉 ⑥

16

곡물과 감자류는 피한다

이상적인 당질 제한식을 실현하려면 당질을 생활에서 꾸준히 배제시켜야 합니다. 간단하게 말하자면 전분을 끊는 것입니다.

당질 제한을 위해 끊어야 하는 것은 전분을 많이 포함한 식품과 단것. 전분이 많이 들어 있는 대표적인 식품이 곡류와 감자류이다. 곡물의 대표 격은 쌀, 밀, 옥수수인데 쌀이 원료인 떡이나 전병, 밀이 원료인 빵이나 면, 옥수수로 만드는 시리얼도 제한 대상이다. 잡곡은 건강한 음식이라고 생각하기 쉽지만 당질이 많이 함유된 식품이므로 이 역시도 제한한다.

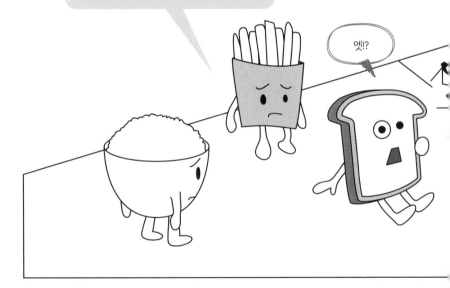

전분은 안 돼요!

전분을 함유한 식품은 크게 '곡물'과 '감자류'로 나누어진다. 쌀, 밀, 옥수수와 감자, 고구마, 토란, 참마, 토란, 카사바 등이 있다.

엣!?

감자류에는 감자, 고구마, 참마, 토란 그리고 타피오카의 원료인 카사바 등이 있으며 감자로 만들어진 국수나 전분을 사용한 요리도 제한해야 한다. 감자류에서 예외인 것도 있는데 바로 곤약이다. 곤약은 곤약감자가 원료이지만, 그 성분은 식이 섬유의 일종인 글루코만난(glucomannan)이다. 식이 섬유는 체내에서 흡수 및 분해가 되지 않기 때문에 먹어도 문제없다.

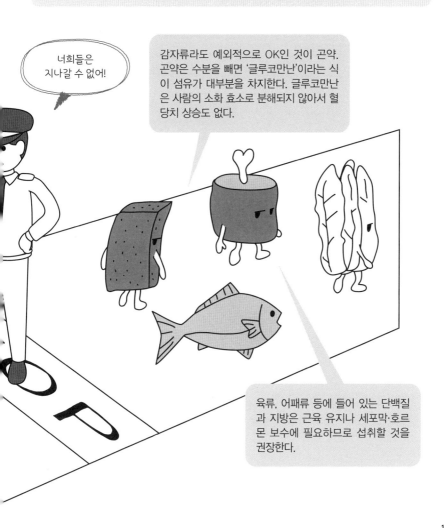

생활에서 배제해야 하는 식재료

너희들은 지날 수 없어!

감자류라도 예외적으로 OK인 것이 곤약. 곤약은 수분을 빼면 '글루코만난'이라는 식이 섬유가 대부분을 차지한다. 글루코만난은 사람의 소화 효소로 분해되지 않아서 혈당치 상승도 없다.

육류, 어패류 등에 들어 있는 단백질과 지방은 근육 유지나 세포막·호르몬 보수에 필요하므로 섭취할 것을 권장한다.

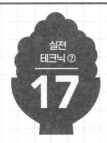

실전
테크닉 ⑦

17

조림이나 젓갈 반찬에 주의

단맛 나는 식품은 과일이나 디저트, 과자류만이 아닙니다. 실생활에 가까이 있고 의외인 식품에도 단맛이 들어 있습니다.

단맛이 나는 것은 당질이 많으므로 당연히 제한해야 한다. 설탕, 과당, 포도당 외에도 건강에 좋을 것 같은 벌꿀, 메이플 시럽, 흑설탕도 피해야 할 식품이다. 건강에 좋다는 도라지청이나 매실청 등도 설탕이나 꿀에 재워 만드므로 제한해야 하는 식품이다.

감미료

벌꿀, 메이플 시럽, 아가베 시럽, 매실청 등은 건강한 식재료로 생각되지만 사실 당질이 대량 함유돼 있어 피해야 할 식품이다.

비타민이나 미네랄은 과일이 아닌 채소에서도 섭취할 수 있어!

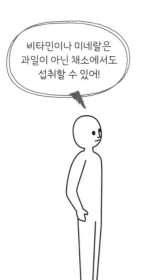

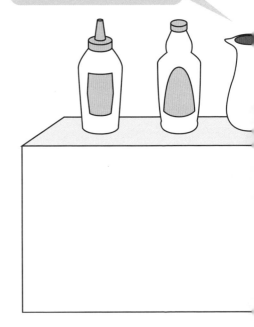

단맛을 내는 감미료 중에서 유일하게 당질이 없어 혈당을 자극하지 않는 것은 '에리스리톨'이라는 당알코올이다. 설탕을 에리스리톨로 대체하는 것만으로도 당질 섭취를 많이 줄일 수 있다.

단맛보다 짠맛이 나는 조림이나 젓갈 등 반찬에도 설탕이 많이 들어가니 주의해야 한다.

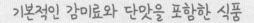

기본적인 감미료와 단맛을 포함한 식품

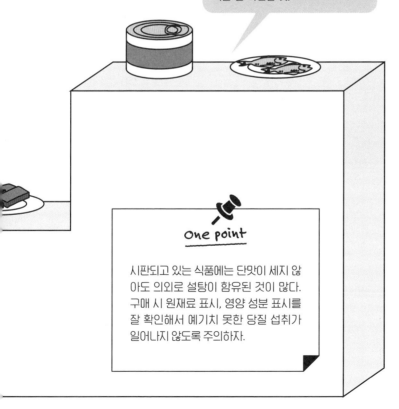

주의해야 할 식품

설탕 등 감미료가 함유된 통조림, 시판 조림 반찬 등에는 당질이 대량으로 함유된 경우가 있으므로 영양 성분 표시를 잘 확인할 것.

One point

시판되고 있는 식품에는 단맛이 세지 않아도 의외로 설탕이 함유된 것이 많다. 구매 시 원재료 표시, 영양 성분 표시를 잘 확인해서 예기치 못한 당질 섭취가 일어나지 않도록 주의하자.

칼로리 제한은 실패의 근원

칼로리 제한 다이어트는 스트레스를 유발하거나 기초 대사량 저하의 원인이 됩니다. 잦은 칼로리 제한 다이어트는 요요를 불러 살찌는 체질을 만듭니다.

당질 제한 다이어트의 실패 사례로 대표적인 것이 당질과 함께 지방도 제한하는 경우이다. 칼로리 제한 다이어트에 익숙한 나머지 칼로리를 줄이면 더 살이 빠질 것이라고 생각하기 때문인데 이 생각을 완전히 버려야 한다. 당질을 줄인 만큼 지방을 채우라고 하는 것은 칼로리가 부족하지 않게 충분히 먹으라는 뜻이다.

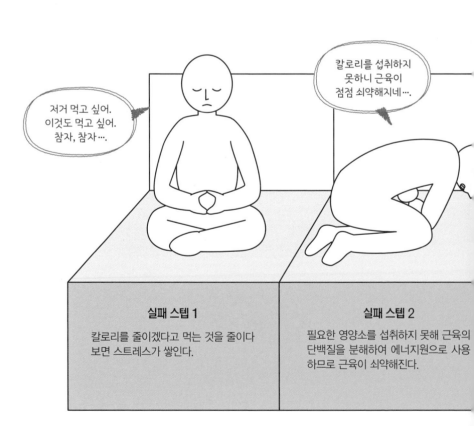

저거 먹고 싶어. 이것도 먹고 싶어. 참자, 참자….

칼로리를 섭취하지 못하니 근육이 점점 쇠약해지네….

실패 스텝 1

칼로리를 줄이겠다고 먹는 것을 줄이다 보면 스트레스가 쌓인다.

실패 스텝 2

필요한 영양소를 섭취하지 못해 근육의 단백질을 분해하여 에너지원으로 사용하므로 근육이 쇠약해진다.

칼로리를 제한하면 여분의 체지방뿐 아니라 근육도 함께 줄어든다. 근육량이 줄면 기초 대사량이 떨어지기 때문에 칼로리 소비도 줄어든다. (나이가 들수록 같은 양의 음식을 먹어도 살이 찌는 것 역시 근육이 줄어 기초 대사량이 떨어지기 때문이다.) 그러니 총 섭취 칼로리는 줄이지 말고, 당질을 줄인 만큼 지방과 단백질로 보충해야 한다. 그렇다고 무턱대고 많이 먹는 것은 금물! 1일 권장 칼로리에 맞춰서 적당량을 먹도록 한다.

실패할 수밖에 없는 '칼로리 제한 다이어트'의 메커니즘

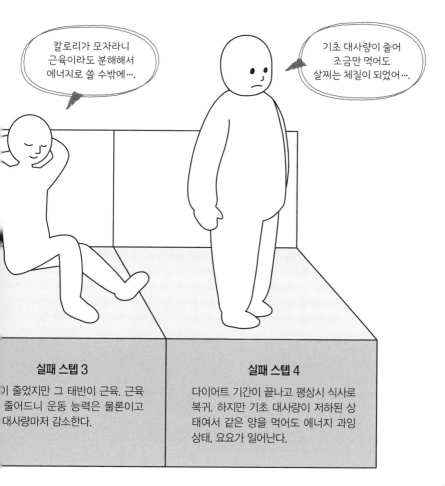

칼로리가 모자라니 근육이라도 분해해서 에너지로 쓸 수밖에….

기초 대사량이 줄어 조금만 먹어도 살찌는 체질이 되었어….

실패 스텝 3

기 줄었지만 그 태반이 근육. 근육
줄어드니 운동 능력은 물론이고
대사량마저 감소한다.

실패 스텝 4

다이어트 기간이 끝나고 평상시 식사로 복귀. 하지만 기초 대사량이 저하된 상태여서 같은 양을 먹어도 에너지 과잉 상태, 요요가 일어난다.

column 03

드라이한 레드 와인은 OK

양조주는 기본적으로 피하는 것이 좋지만 레드 와인이나 드라이한 화이트 와인은 100mL당 당질이 1.5~2.0g 정도이므로 한두 잔 정도는 괜찮습니다. 특히 드라이한 레드 와인에는 100mL당 당질이 0.2g밖에 들어 있지 않으며 혈당치에도 거의 영향을 주지 않습니다. 이 수치는 표고버섯과 비슷한 정도여서 양조주라고 해도 당질이 아주 적습니다. 당질이 많은 단맛의 화이트 와인, 아이스 와인, 스파클링 와인 등만 피한다면 당질 제한 중이라도 와인을 즐길 수 있습니다.

술이나 음료수를 선택할 때 슈거 프리나 당질 제로라는 표시가 있어도 당질이 아예 없는 것은 아닙니다. 영양 성분 표시 기준에는 '100mL당 0.5g 미만의 것'은 0g으로 표시할 수 있기 때문입니다. 따라서 100mL당 당질 0.49g이 들어 있는 음료수 200mL짜리 2캔을 마신다면 당질 1.98g을 섭취하는 것이 됩니다. 영양 성분 표시의 당질 0g이라는 정보만 보고 안심해서는 안 됩니다. 영양 성분 표시과 실제는 차이가 있음을 잊지 마세요!

☑ KEYWORD
전분 P72

식물이 공기 중의 이산화탄소와 물 그리고 태양의 빛에너지로 광합성을 해서 만들어낸 탄수화물(다당). 곡류의 씨앗 또는 뿌리채소의 뿌리와 줄기 부분에 많이 저장되어 있다. 쌀로 떡을 만들거나 밀로 빵이나 면류를 만드는 것처럼 아프리카 대륙에서는 카사바로 떡을 만들어 먹는다. 이처럼 전분은 여러 가지 형태로 세계 각국에서 주식으로 이용되고 있다.

☑ KEYWORD
3대 영양소 P98

탄수화물(당질), 지방, 단백질을 말한다. 비타민과 미네랄을 더하면 5대 영양소가 된다. 3대 영양소는 신체 조직을 만드는 작용을 하고, 비타민과 미네랄은 몸의 상태를 조정하는 작용을 한다. 3대 영양소는 인간의 생명 유지나 신체 활동에 빠질 수 없는 에너지원이다. 3대 영양소는 신체 조성의 구성 성분이 되는데, 그중 당질은 1% 미만이다.

☑ KEYWORD
유당 P76

포유류의 젖에 들어 있는 당류로 락토스라고도 불린다. 식물에서는 개나리의 꽃가루에 들어 있다. 단맛은 설탕의 1/5 정도이고, 수유기에는 세포의 에너지원으로 쓰인다. 성인이 되면 분해되지 않고 장내 세균의 먹이가 된다. 장내 세균의 작용으로 유당에서 유산이나 초산으로 정제되어 장내 환경이 적당한 산성으로 되는데, 이것은 나쁜 세균의 번식을 억제해 장내 환경을 건강하게 유지한다.

☑ KEYWORD
글루코만난 P100

곤약감자에 들어 있는 수용성 식이 섬유. 곤약감자 이외에 침엽수의 세포벽에도 들어 있다. 사람의 소화 효소로는 소화할 수 없고, 물을 빨아들여 몇십 배로 부풀기 때문에 포만감을 줘 다이어트에 도움이 된다. 식이 섬유가 풍부해 변비 해소, 혈당 및 혈중 콜레스테롤 저하에도 효과가 있는 것으로 알려져 있다.

☑ KEYWORD
필수 지방산 P80

체내에서 합성되지 않기 때문에 외부로부터 섭취해야 하는 지방산. a–리놀렌산, 리놀산, 아라키돈산이 대표적이다. EPA와 DHA는 a–리놀렌산으로 체내에서 만들 수는 있지만 소량에 불과하므로 생선 기름 등에서 섭취하는 것이 좋다.

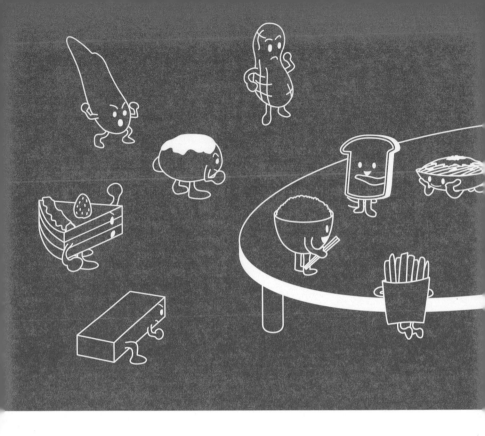

지금까지 당질 제한에 대한 기초적인 지식부터 과학적 원리, 실천 방법까지 소개했습니다. 하지만 기존의 통념을 바꾸는 것에 회의적인 사람이라면 아직 불안감이 남아 있을지 모릅니다. 그래서 이번 장에서는 당질 제한의 과학적인 근거를 제시하고자 합니다.

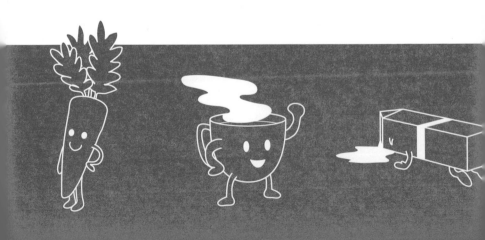

당질 제한의
과학적인 근거

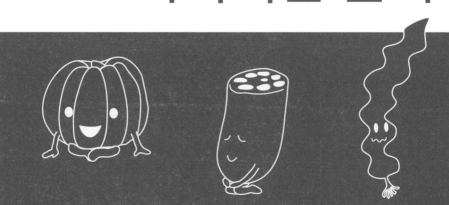

근거
①
01 저당질식은 장수식이다

당질 제한식이 알려지면서 실천하는 사람들이 늘고 있고 저당질식을 하면 장수한다는 말이 있는데 과연 근거 있는 이야기일까요?

당질 제한이 당뇨병 치료, 다이어트, 건강 증진에 효과가 있다는 것은 다양한 연구를 통해 입증된 바 있다. 그 근거 중 하나로 2014년 '일본역학회 학술 총회'에서 보고된 연구 데이터를 소개한다. 이 연구는 일본인 9,200명을 대상으로 29년에 걸쳐서 이루어졌는데, 당질 섭취량과 총 사망률 및 심혈관 질환 관련 사망의 상관관계를 조사한 것이다(NIPPON DATA 80).

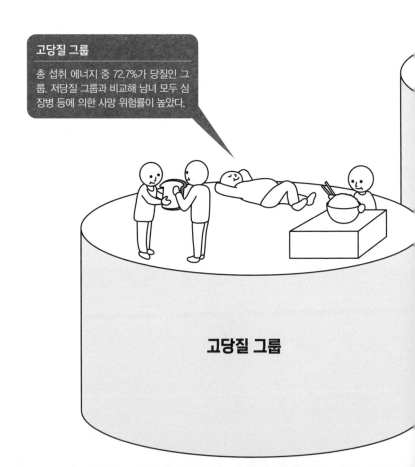

고당질 그룹

총 섭취 에너지 중 72.7%가 당질인 그룹. 저당질 그룹과 비교해 남녀 모두 심장병 등에 의한 사망 위험률이 높았다.

고당질 그룹

조사 대상자는 당질 제한식을 하지 않는 사람들이었으며, 당질 섭취량에 따라 10개 그룹으로 나누어 조사를 하였다. 그 결과, 당질 섭취량이 가장 적은 그룹(당질 섭취율 51.5%)의 여성은 많은 그룹(당질 섭취율 72.7%)과 비교해 심혈관 질환 사망 위험률은 59%, 총 사망 위험률은 79%에 불과하다는 결과가 나왔다. 남녀를 더한 수치에서도 당질 섭취량이 적은 그룹의 사망 위험률이 매우 낮았다.

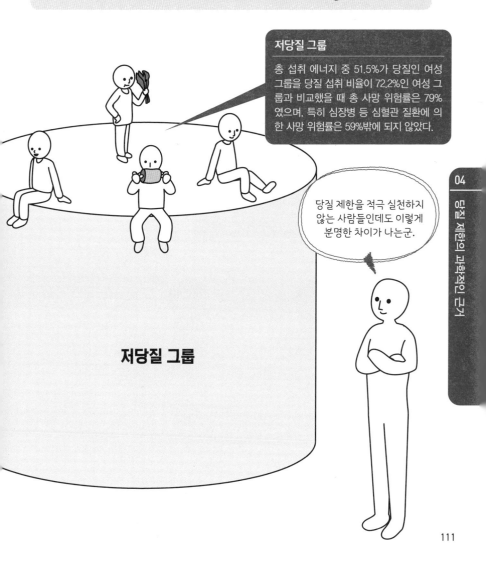

고당질 그룹과 저당질 그룹의 사망 위험률 비교

저당질 그룹

총 섭취 에너지 중 51.5%가 당질인 여성 그룹을 당질 섭취 비율이 72.2%인 여성 그룹과 비교했을 때 총 사망 위험률은 79% 였으며, 특히 심장병 등 심혈관 질환에 의한 사망 위험률은 59%밖에 되지 않았다.

당질 제한을 적극 실천하지 않는 사람들인데도 이렇게 분명한 차이가 나는군.

저당질 그룹

근거 ② 02 미국당뇨병학회의 견해 1

미국당뇨병학회(ADA)의 견해 변천사를 따라 당질 제한식에 대한 이해가 어떻게 바뀌어왔는지 알아봅니다.

미국당뇨병학회(American Diabetes Association, ADA)는 2007년까지 당질 제한식을 권장하지 않는다는 입장이었으나 이듬해인 2008년 '식이 요법에 관한 성명 2008'에서 "감량이 요구되는 당뇨병 환자에게는 저칼로리 또는 저탄수화물 다이어트를 권한다."면서 '당질 섭취 상황 모니터링은 혈당 관리의 핵심이 된다.'는 항목을 최우선으로 하라고 권고한 바 있다(기간은 1년이 바람직함).

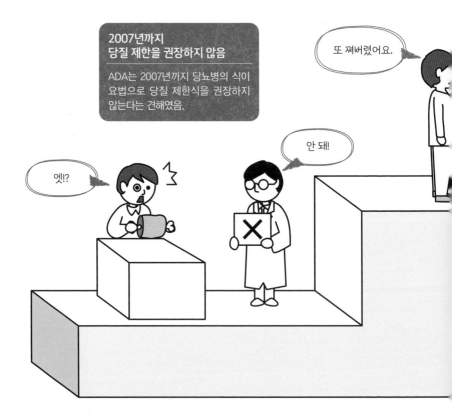

ADA는 2011년에 비만 증세가 나타난 당뇨병 환자에게 '2년 기한 한정'으로 당질 제한식의 유효성을 인정했고, 2013년에 기한 한정 없이 정식으로 당질 제한식의 효과를 인정했다(자세한 내용은 114쪽 참조).

ADA의 이 같은 공식 입장은 1969년부터 2013년까지 일관되게 '칼로리 제한식이 유일무이한 식이 요법'이라고 주장했던 일본당뇨병학회에 일대 경종을 울리는 것이었다.

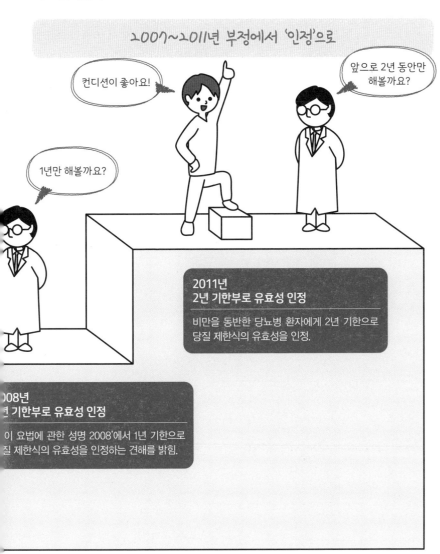

ㄴOOㄱ~ㄴOㅣㅣ년 부정에서 '인정'으로

컨디션이 좋아요!

앞으로 2년 동안만 해볼까요?

1년만 해볼까요?

2011년
2년 기한부로 유효성 인정
비만을 동반한 당뇨병 환자에게 2년 기한으로 당질 제한식의 유효성을 인정.

008년
년 기한부로 유효성 인정
이 요법에 관한 성명 2008'에서 1년 기한으로
질 제한식의 유효성을 인정하는 견해를 밝힘.

미국당뇨병학회의 견해 2

근거
③
03

미국당뇨병학회(ADA)는 그간 축적된 근거를 기반으로 당질 제한에 대한 견해를 긍정적인 입장으로 조금씩 바꾸어왔습니다.

2013년 10월, ADA는 '성인 당뇨병 환자의 식이 요법에 관한 성명'에서 당뇨병 환자에게 권장하는 여러 식이 요법 중 하나로 당질 제한식을 언급했다. ADA가 여러 단계의 검증을 통해 당질 제한식을 정식으로 용인함에 따라 당질 제한식은 장기적인 유효성과 안정성이 유지될 수 있는 식이요법으로 인정받게 되었다.

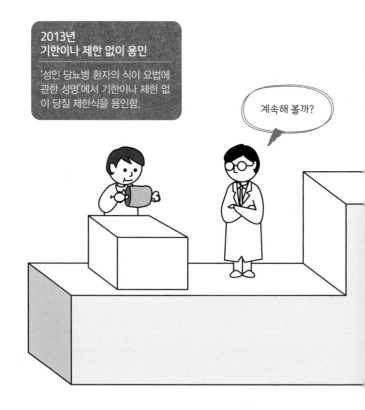

그리고 2019년 4월, ADA는 "당질 제한식이 가장 근거가 풍부하다."라고 명시하기에 이르렀다. 덧붙여서 당질 제한식은 '저탄수화물식', '초저탄수화물식'이라고 명기되어 있는데, 초저탄수화물식은 단백질의 섭취 비율이 일정하기 때문에 결국은 고지방식이기도 하다. ADA는 2020년 '영양 요법'에서 "당질 제한식이 (당뇨병 치료에) 가장 근거가 풍부하다."고 다시 한 번 밝혔다.

2013년 10월~2020년 4월 사이 축적된 근거

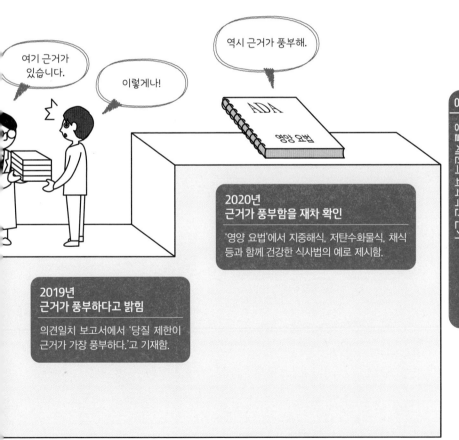

여기 근거가 있습니다.

이렇게나!

역시 근거가 풍부해.

ADA

영양 요법

2020년
근거가 풍부함을 재차 확인
'영양 요법'에서 지중해식, 저탄수화물식, 채식 등과 함께 건강한 식사법의 예로 제시함.

2019년
근거가 풍부하다고 밝힘
의견일치 보고서에서 '당질 제한이 근거가 가장 풍부하다.'고 기재함.

당질 제한의 다이어트 효과

근거 ④
04

2007년 세계 5대 의학 잡지 중 하나인 〈미국의사협회 저널(JAMA)〉에 당질 제한식의 체중 감소 효과를 비교 검토한 논문이 게재되었습니다.

당질 제한의 다이어트 효과에 관한 연구로 'The A to Z Weight Loss Study: a randomized trial'라는 논문이 있는데 이 논문은 2007년 문헌 인용 영향률이 높은 세계적 의학 잡지 중 하나인 〈미국의사협회 저널(JAMA)〉에 게재되었다. 보통 'A to Z 스터디'라고 불리는 이 연구는 311명의 여성을 미국에서 가장 일반적인 4가지 식사법으로 그룹화해서 1년간 체중 변화를 추적한 것이다.

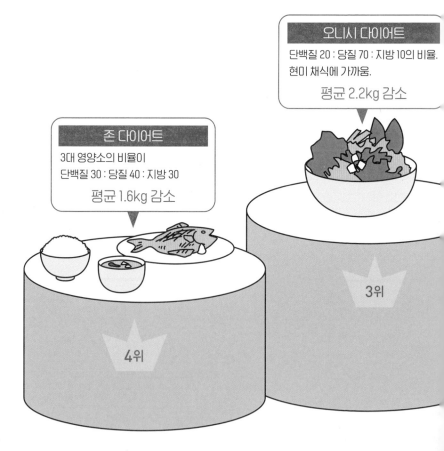

오니시 다이어트

단백질 20 : 당질 70 : 지방 10의 비율.
현미 채식에 가까움.

평균 2.2kg 감소

존 다이어트

3대 영양소의 비율이
단백질 30 : 당질 40 : 지방 30

평균 1.6kg 감소

3위

4위

이 논문에서 제시된 4가지 식사법은 저당질 식사법인 '앳킨스 다이어트', 단백질 : 당질 : 지방의 비율을 30 : 40 : 30으로 하는 '존 다이어트', 고당질·저지방 식사법인 '런 다이어트', 단백질 : 당질 : 지방의 비율을 20 : 70 : 10으로 하되 육류와 어패류를 금지하는 '오니시 다이어트'이다. 다음 그림은 이들 식사법의 다이어트 효과를 순위로 매긴 것이다.

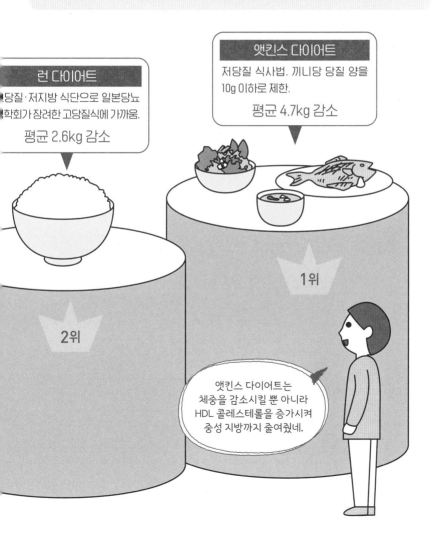

각 식사법의 다이어트 효과

런 다이어트
당질·저지방 식단으로 일본당뇨
학회가 장려한 고당질식에 가까움.
평균 2.6kg 감소

앳킨스 다이어트
저당질 식사법. 끼니당 당질 양을
10g 이하로 제한.
평균 4.7kg 감소

2위

1위

앳킨스 다이어트는
체중을 감소시킬 뿐 아니라
HDL 콜레스테롤을 증가시켜
중성 지방까지 줄여줬네.

착한 콜레스테롤의 중요성

근거 ⑤

05

당질 제한은 체중을 감소시키고 성인병의 위험을 줄여줄 뿐 아니라 좋은 콜레스테롤을 증가시키는 것으로 확인되었습니다.

2008년 〈뉴잉글랜드 저널 오브 메디슨〉에 "당질 제한이 가장 많이 체중을 감소시켰으며, 건강에 도움이 되는 HDL 콜레스테롤을 증가시켰다."는 내용의 논문이 실렸다. 이 내용은 의학적 근거로 가장 가치가 높은 'RCT(무작위 비교 실험)'의 결과였으며, 특히 의학 잡지 가운데서도 톱 클래스의 권위를 자랑하는 잡지에 게재된 것이어서 당질 제한의 확산에 추진력을 불어넣는 사건이었다.

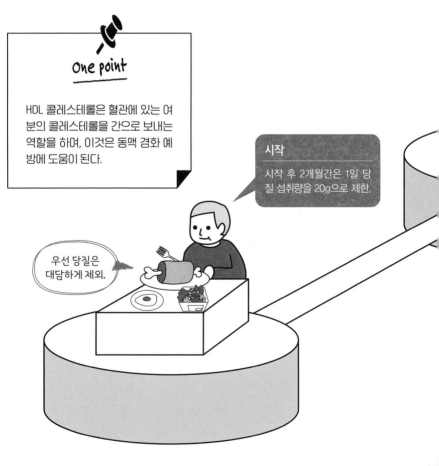

One point

HDL 콜레스테롤은 혈관에 있는 여분의 콜레스테롤을 간으로 보내는 역할을 하며, 이것은 동맥 경화 예방에 도움이 된다.

시작

시작 후 2개월간은 1일 당질 섭취량을 20g으로 제한.

우선 당질은 대담하게 제외.

이스라엘의 연구에서는 저지방식, 지중해식, 저당질식의 3가지 식사법으로 그룹을 나누어 2년간 실험을 진행하며 체중 감소 폭의 평균치를 측정했는데, 그 결과 저지방식이 2.9kg, 지중해식이 4.4kg, 저당질식이 4.7kg 체중 감소를 보여 다이어트 효과가 가장 높았다. 특히 주목할 점은 다른 식사법들은 칼로리를 엄격히 제한했지만, 저당질식은 칼로리 제한을 하지 않았다는 점이다.

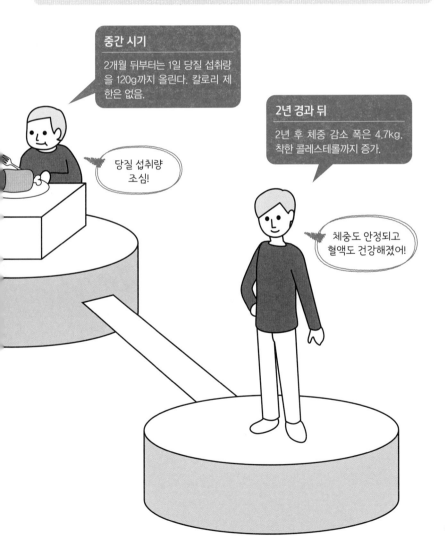

저당질식을 할 때 착한 콜레스테롤 증가

중간 시기
2개월 뒤부터는 1일 당질 섭취량을 120g까지 올린다. 칼로리 제한은 없음.

2년 경과 뒤
2년 후 체중 감소 폭은 4.7kg. 착한 콜레스테롤까지 증가.

당질 섭취량 조심!

체중도 안정되고 혈액도 건강해졌어!

담백하더라도 스낵 안주는 금물

매일 바쁘게 일하는 직장인은 밤늦게까지 저녁 식사를 못하는 일이 잦을 겁니다. 낮 12시 전후에 점심을 먹는데도 불구하고 저녁은 오후 8시가 넘어 먹을 때가 허다하죠. 그럴 때는 참지 말고 간식을 먹읍시다. 단, 간식을 선택할 때도 노하우가 필요하죠. 간식이라고 하면 쉽게 떠올리는 초콜릿, 쿠키, 케이크, 푸딩, 만두, 양갱 등은 당질을 대량 함유하고 있으니 되도록 피해야 해요. 간식 때마다 당질을 섭취한다면 그때마다 혈당치가 올라서 인슐린의 추가 분비가 일어나니 절대 금물!

짠맛의 스낵이나 전병 등도 단맛이 없다고 안심하면 안 됩니다. 당질이 베이스이니 아웃. 종종 술안주로도 나오니 술자리에서도 주의해야 합니다.

치즈와 견과류는 모두 지방이 풍부하고 포만감도 주기 때문에 간식이나 술안주로 안성맞춤입니다. 치즈에는 단백질과 미네랄, 견과류에는 비타민, 미네랄, 식이 섬유, 오메가-3 지방산 등 영양소도 풍부하게 들어 있으니 건강에도 좋습니다. 단, 캐슈너트는 100g당 당질이 20g이나 들어 있으므로 주의해야 합니다. 견과류도 염분이나 설탕 등으로 조미한 제품이 많으므로 신경 써서 골라야 합니다.

또 삶은 달걀이나 오징어, 조개 관자 같은 식품도 당질 제한에 어울리는 식품입니다.

☑KEYWORD
심혈관 질환 P110

주로 동맥 경화 때문에 혈관 내강에 협착이 생겨 산소를 풍부하게 품은 혈액을 장기에 넉넉히 공급하지 못하는 질환을 심혈관 질환이라고 한다. 관동맥 질환, 뇌경색, 말초 동맥 질환을 포함한다. 고혈당 상태가 만성적으로 계속되면 혈관 벽이 손상돼 콜레스테롤이 쌓이면서 협착 상태가 되고, 위중한 경우 죽음에 이른다. 심근 경색, 관동맥 질환, 뇌경색, 뇌출혈, 말초 동맥 질환 같은 위중한 질환을 포함한다.

☑KEYWORD
미국의사협회 저널 P116

세계에서 가장 광범하게 읽히고 있는 의학 잡지로 정식 명칭은 '저널 오브 더 아메리칸 메디컬 어소시에이션', 약칭은 JAMA. 1883년에 창간되었으며, 미국의사협회에서 연 48회 발간하고 있다. 독자 연구에 의한 논문, 논평 기사, 해설 기사, 논설 기사 등 다양한 논설을 게재하고 있다. 심사의 규모도 커서 40여 개국에서 약 3,500명이 관여하고 있다.

☑KEYWORD
미국당뇨병학회(ADA) P112

미국 버지니아주 알링턴에 본거지를 둔 비영리 단체. 당뇨병과 관련해 국민을 교육하고, 당뇨병을 관리·치료·예방하기 위한 연구에 자금을 제공함으로써 당뇨병의 영향을 받는 사람들을 지원할 목적으로 1939년에 설립되었다.

☑KEYWORD
HDL 콜레스테롤 P118

여분의 콜레스테롤을 회수해서 동맥 경화를 억제하기 때문에 '착한 콜레스테롤'이라 불린다. 과하게 늘어난 콜레스테롤은 물론이고 혈관 벽에 쌓인 콜레스테롤까지 제거하고 간으로 되돌리는 작용을 한다. 또 동맥 경화를 촉진하는 등의 나쁜 작용을 하는 소립자 LDL 콜레스테롤을 억제한다.

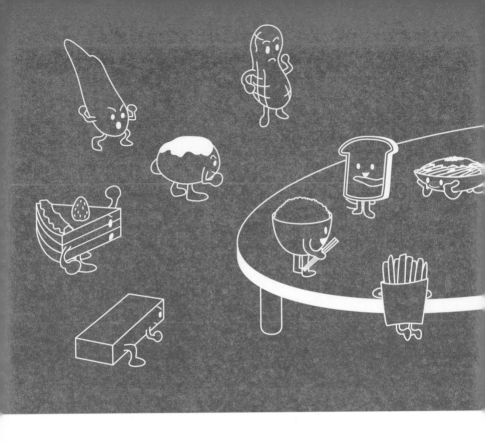

당질 제한이 좋은 이유는 다이어트 효과가 있기 때문만이 아닙니다. 당질 제한은 현대인의 큰 고민인 생활 습관병(성인병)이나 암 예방에도 효과가 있는 식단입니다. 지금부터라도 당질 제한을 시작하세요. 인생을 길고 풍요롭게 즐길 수 있을 것입니다.

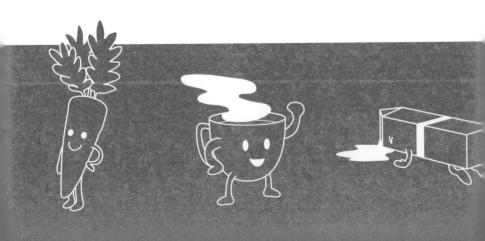

Chapter

5

성인병을 예방하는
당질 제한

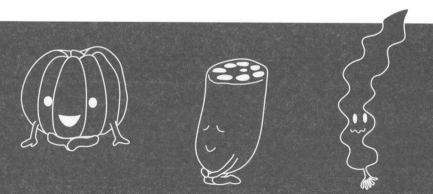

대사 증후군 예방 및 개선

당질 제한을 통해 체지방을 줄이고 적절한 체중을 유지하는 것은 대사 증후군 예방 및 개선 효과가 있습니다.

메타볼릭 신드롬(metabolic syndrome), 즉 대사 증후군은 운동 부족, 영양 과잉 섭취 등으로 인해 장기간 몸속 대사에 장애가 일어나 생활 습관병(성인병)으로 이어지는 것을 말한다.

내장 지방형 비만은 대사 증후군을 일으키는 중요한 요인 중 하나인데 대사 증후군은 '동맥 경화'의 위험 인자가 되는 '혈관', '혈압', '지방 대사' 중 2가지 이

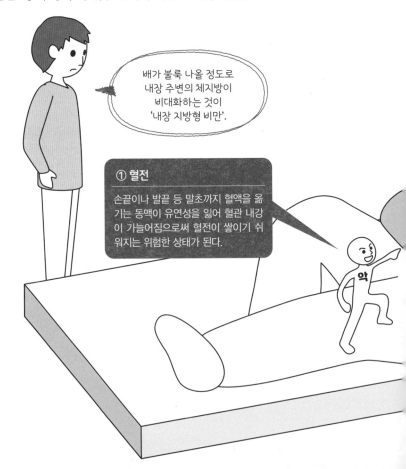

배가 불룩 나올 정도로 내장 주변의 체지방이 비대화하는 것이 '내장 지방형 비만'.

① 혈전

손끝이나 발끝 등 말초까지 혈액을 옮기는 동맥이 유연성을 잃어 혈관 내강이 가늘어짐으로써 혈전이 쌓이기 쉬워지는 위험한 상태가 된다.

상의 문제가 겹칠 때 나타난다. 동맥 경화는 혈관에 혈전이 쌓이기 쉬운 위험한 상태여서 심장병이나 뇌졸중의 원인이 된다.

지방 세포는 호르몬 같은 작용을 하는 '아디포사이토카인(adipocytokine)'을 분비하는데 내장 지방이 쌓이면 항산화 작용을 통해 동맥 경화를 억제하는 '아디포넥틴(adiponectin)'이라는 착한 아디포사이토카인이 감소하고 인슐린의 효과가 떨어지는 '인슐린 저항성'이 생긴다. 또 혈당치를 올리는 'TNF-a', 혈압을 올리는 '안지오텐시노겐' 같은 나쁜 아디포사이토카인이 증가한다.

내장 지방형 비만이 가져오는 위험

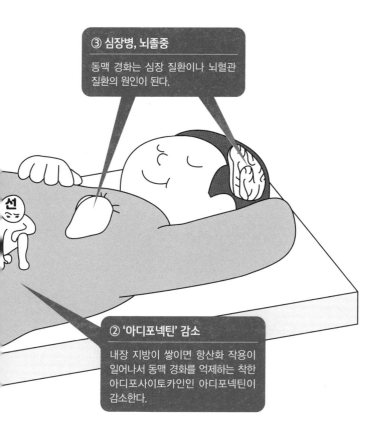

③ 심장병, 뇌졸중
동맥 경화는 심장 질환이나 뇌혈관 질환의 원인이 된다.

② '아디포넥틴' 감소
내장 지방이 쌓이면 항산화 작용이 일어나서 동맥 경화를 억제하는 착한 아디포사이토카인인 아디포넥틴이 감소한다.

주요 질환
예방과 대책 ②

02

내장 지방 감소

신진대사를 교란하는 원흉인 내장 지방. 그런데 내장 지방은 반응성이 높아서 다이어트 효과가 즉시 나타나는 것이 특징입니다.

신진대사를 어지럽히는 원흉인 '내장 지방'. 당질 제한은 이 내장 지방을 줄이는 데도 매우 효과적이다. 내장 지방은 진피와 근육 사이에 저장되는 '피하 지방'보다 먼저 에너지로 전환되는 특징이 있으므로 다이어트나 운동을 하면 가장 먼저 줄일 수 있다. 피하 지방이 정기 예금이라면, 내장 지방은 언제라도 꺼낼 수 있는 보통 예금이라 할 수 있다.

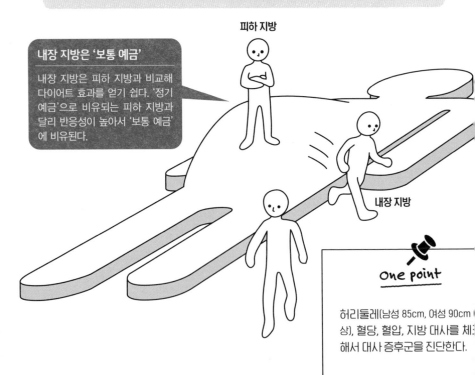

내장 지방은 '보통 예금'

피하 지방

내장 지방은 '보통 예금'

내장 지방은 피하 지방과 비교해 다이어트 효과를 얻기 쉽다. '정기 예금'으로 비유되는 피하 지방과 달리 반응성이 높아서 '보통 예금'에 비유된다.

내장 지방

One point

허리둘레(남성 85cm, 여성 90cm 상), 혈당, 혈압, 지방 대사를 체[크]해서 대사 증후군을 진단한다.

일본에서는 2008년부터 대사 증후군 환자나 대사 증후군 주의군으로 진단 받은 사람들에게 칼로리 제한 식사를 권장했으며 그 결과 첫해에는 남성의 30%, 여성의 20%가 대사 증후군에서 벗어날 수 있었다. 하지만 2009년과 2010년도에는 이 비중이 남성은 20%, 여성은 10%로 줄어들었는데, 만약 당질 제한식을 권장했다면 더 좋은 결과를 얻었을 것이다.

칼로리 제한 다이어트의 미미한 효과

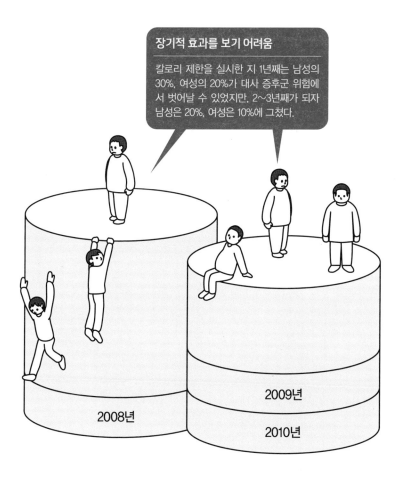

장기적 효과를 보기 어려움

칼로리 제한을 실시한 지 1년째는 남성의 30%, 여성의 20%가 대사 증후군 위험에서 벗어날 수 있었지만, 2~3년째가 되자 남성은 20%, 여성은 10%에 그쳤다.

2008년

2009년

2010년

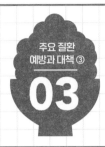

주요 질환
예방과 대책 ③

03

생활 습관형 암 예방

한국인의 사망 원인 중 암이 37년째 부동의 1위입니다(2019년 사망 원인 통계–통계청). 그중 생활 습관형 암은 당질의 과다 섭취와 깊은 연관이 있습니다.

한국인과 일본인의 사망 원인 1위는 암. 물론 암이라 하더라도 선천적인 유전자 변형이나 간염 바이러스, 헬리코박터와 파일로리균 감염 등 원인은 다양하다. 그런데 그중에서도 생활 습관에 의한 암은 전 세계적으로 증가하는 추세이다. '세계암연구기금(WCRF)'에 따르면 대장암, 유방암, 간암, 췌장암, 식도암, 자궁내막암, 담낭암 이 일곱 가지가 생활 습관에서 비롯된 암이다.

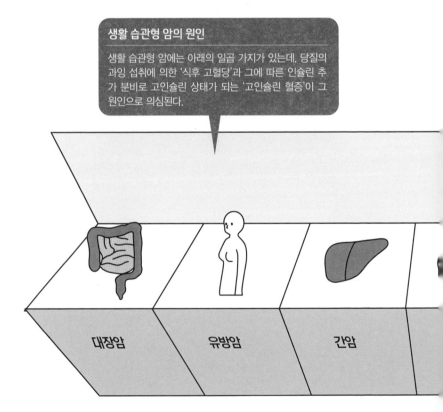

생활 습관형 암의 원인

생활 습관형 암에는 아래의 일곱 가지가 있는데, 당질의 과잉 섭취에 의한 '식후 고혈당'과 그에 따른 인슐린 추가 분비로 고인슐린 상태가 되는 '고인슐린 혈증'이 그 원인으로 의심된다.

대장암

유방암

간암

이 일곱 가지 암의 배후에는 비만이 있으며, 따라서 비만을 우선적으로 해소하는 것이 곧 암을 예방하는 길이기도 하다. 특히 '고인슐린 혈증'이 생활 습관형 암의 원인이라고 의심되는데 고인슐린 혈증은 '비만 호르몬'인 인슐린이 대량 분비되는 데 원인이 있다. 비만과 고인슐린 혈증을 예방하기 위한 가장 좋은 방법은 당질 제한식이다.

비만과 관련된 일곱 가지 암

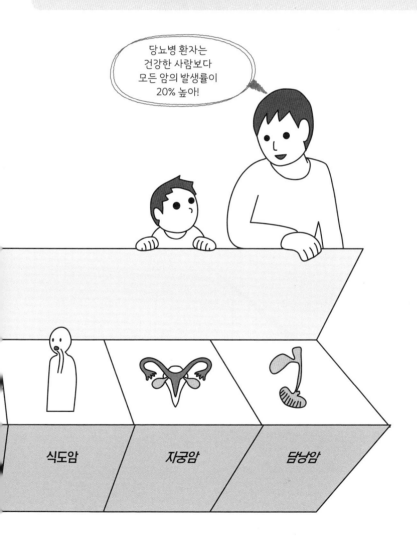

당뇨병 환자는 건강한 사람보다 모든 암의 발생률이 20% 높아!

식도암　　지궁암　　담낭암

심장병, 뇌졸중 예방

일본에서는 한 해 동안에 뇌졸중으로 20만 명, 심장병으로 11만 명이 사망하고 있습니다. 두 질환 모두 동맥 경화가 깊이 관여하고 있습니다.

한국인의 사망 원인 역시 암에 이어 '심장병(심질환)'(2위)과 '뇌졸중(뇌혈관 질환)'(4위)이 상위권을 차지하는데, 두 가지 모두 원인은 동맥 경화라고 할 수 있다. 심장의 관상 동맥이 막히면 심장병이 되고, 뇌의 혈관이 막히면 뇌졸중의 65%를 차지하는 '뇌경색'이 일어난다. 덧붙여 뇌졸중에는 그 밖에도 '뇌출혈', '지주 막하 출혈'이 있는데 뇌졸중은 생환하더라도 심각한 후유증이 남을 가능성이 큰 질환이다.

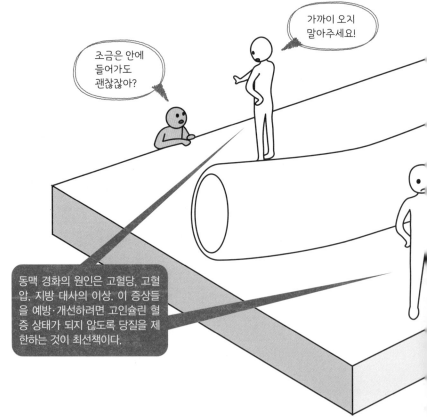

조금은 안에 들어가도 괜찮잖아?

가까이 오지 말아주세요!

동맥 경화의 원인은 고혈당, 고혈압, 지방 대사의 이상. 이 증상들을 예방·개선하려면 고인슐린 혈증 상태가 되지 않도록 당질을 제한하는 것이 최선책이다.

앞에서 말했듯이 고혈당, 고혈압, 지방 대사의 이상 중 2가지 이상이 문제일 때 동맥 경화의 위험성이 높아진다. 그중에서도 특히 위험한 것이 고혈당인데, 당질 제한으로 고혈당을 방지하고 동맥 경화의 진행을 멈출 수 있다는 것은 앞에서 설명한 바 있다. 미래에 찾아올지 모를 심장병이나 뇌졸중 위험을 줄이는 데도 당질 제한이 효과적이다.

동맥 경화를 막는 구조

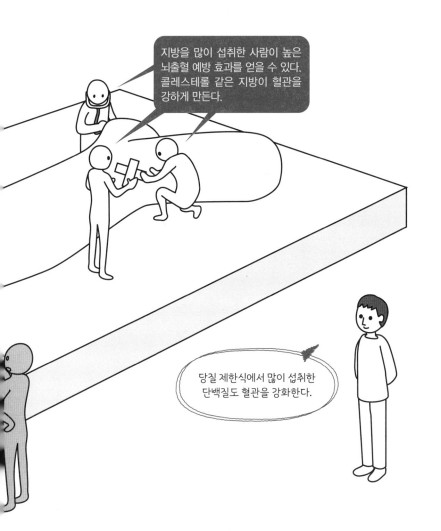

주요 질환
예방과 대책 ⑤

05

치매 예방

전 세계적으로 많은 나라가 초고령화 사회를 눈앞에 두고 있는 만큼 고령자의 치매가
큰 사회적 문제로 대두하고 있습니다. 당질 제한은 치매의 예방에도 효과가 있습니다.

앞으로 초고령화 사회를 맞이하는 나라에 있어 고령자의 증가에 따른 치매
인구의 증가는 긴박하게 다가온 사회문제라고 할 수 있을 것이다. 한국의 경우
2025년 노인 인구 1,100만 명 중 치매 환자가 100만 명에 이를 것으로 예상된다.
일본의 경우에는 2025년 치매 환자가 700만 명을 넘고 65세 이상의 고령자 5명
중 1명이 치매를 앓을 것이라는 예측하고 있다.

치매를 일으키는 주요 질환이 '알츠하이머병'인데 빈번하고 과도한 당질 섭취
가 알츠하이머병의 발병 위험을 높이는 원인이다.

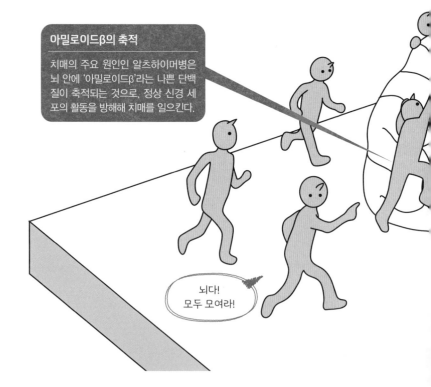

아밀로이드β의 축적

치매의 주요 원인인 알츠하이머병은
뇌 안에 '아밀로이드β'라는 나쁜 단백
질이 축적되는 것으로, 정상 신경 세
포의 활동을 방해해 치매를 일으킨다.

알츠하이머병은 뇌에 '아밀로이드β(베타아밀로이드)'라는 나쁜 단백질이 축적되면서 정상 신경 세포의 활동을 둔화시켜 생기는 병이다. '인슐린 분해 효소(IDE)'가 아밀로이드β를 분해하는 역할을 하는데 당질 과잉으로 고인슐린 상태가 되면 IDE가 이 역할을 제대로 수행할 수 없다. 따라서 IDE가 역할을 제대로 수행하기 위해서는 평소에 당질을 제한하는 식습관을 유지해야 하며, 이는 치매를 막는 중요한 대비책이 된다.

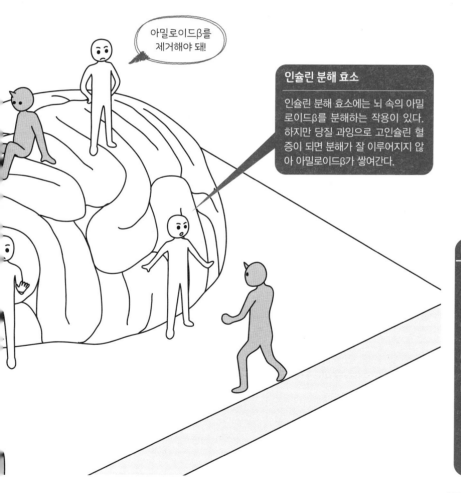

나쁜 단백질 vs. 인슐린 분해 효소

아밀로이드β를 제거해야 돼!

인슐린 분해 효소

인슐린 분해 효소에는 뇌 속의 아밀로이드β를 분해하는 작용이 있다. 하지만 당질 과잉으로 고인슐린 혈증이 되면 분해가 잘 이루어지지 않아 아밀로이드β가 쌓여간다.

주요 질환
예방과 대책 ⑥

06

알츠하이머병 예방

알츠하이머병과 당뇨병의 연관성과 관련된 유명한 연구 중에 일본 규슈대학이 진행한 '히사야마마치 연구'라는 것이 있습니다.

일본 규슈대학에서 행해진 저명한 연구인 '히사야마마치 연구'는 1985년부터 후쿠오카현 히사야마마치에서 치매가 없었던 65세 이상 주민 826명을 대상으로 15년에 걸쳐 행해진 추적 조사이다. 이 조사에서 당뇨병 및 그 예비군 그룹은 그렇지 않은 그룹과 비교해 알츠하이머병 발병 위험이 4.6배나 높은 것으로 나타났는데 식후 고혈당, 고인슐린 혈증 등이 발병을 촉진시킨 것으로 추정된다.

당뇨병과 알츠하이머병의 연관성

히사야마마치 연구

후쿠오카현 히사야마마치에 사는 치매가 없었던 주민 826명을 대상으로 추적 조사 실시.

65세 이상의 거주자 대상

서구에서도 비슷한 보고가 있었는데 네덜란드에서 1999년 공표한 '로테르담 연구'에 따르면 고령의 당뇨병 환자가 알츠하이머병에서 치매가 될 확률은 그렇지 않은 사람의 1.9배에 이르며, 또 인슐린 투여를 받는 당뇨병 환자는 그 위험성이 4.3배나 높다고 한다. 식후 고혈당과 고인슐린 혈증을 예방하는 데 효과적인 당질 제한은 알츠하이머병의 위험에서 벗어나는 데도 중요한 역할을 한다.

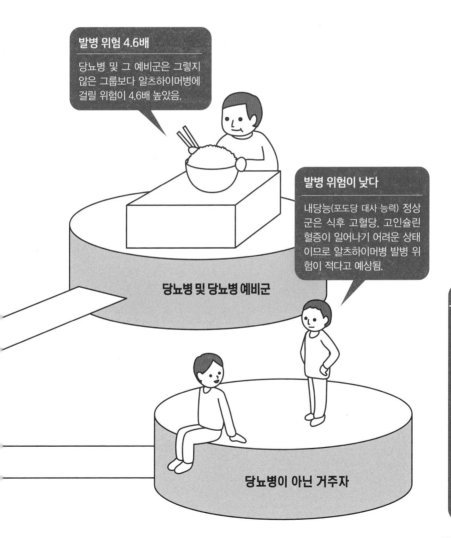

발병 위험 4.6배
당뇨병 및 그 예비군은 그렇지 않은 그룹보다 알츠하이머병에 걸릴 위험이 4.6배 높았음.

발병 위험이 낮다
내당능(포도당 대사 능력) 정상군은 식후 고혈당, 고인슐린 혈증이 일어나기 어려운 상태이므로 알츠하이머병 발병 위험이 적다고 예상됨.

당뇨병 및 당뇨병 예비군

당뇨병이 아닌 거주자

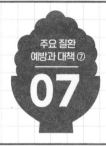

주요 질환
예방과 대책 ⑦

07

당뇨병에 미치는 엄청난 효과

당질 제한은 만병의 원인이 되며 다양한 합병증을 유발하는 당뇨병을 예방하고 개선하는 데 놀라운 효과를 발휘합니다.

당뇨병은 다양한 질병과 연관되어 있는데, 그렇다면 당뇨병 그 자체는 어떨까? 당뇨병 합병증으로 매년 3천 명 이상이 실명하고, 3천 명 이상이 발을 절단하며, 1만 6천 명 이상이 신장 인공 투석을 받고 있다. 당뇨병 합병증의 심각성은 실명 원인 1위, 교통사고를 제외한 족부 절단 1위, 만성 신부전 원인 1위라는 사실에서도 잘 알 수 있다.

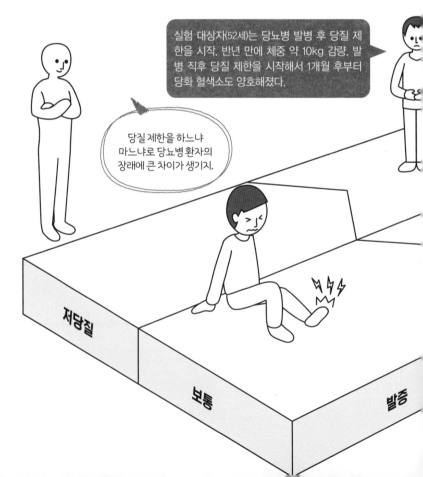

실험 대상자(52세)는 당뇨병 발병 후 당질 제한을 시작. 반년 만에 체중 약 10kg 감량. 발병 직후 당질 제한을 시작해서 1개월 후부터 당화 혈색소도 양호해졌다.

당질 제한을 하느냐 마느냐로 당뇨병 환자의 장래에 큰 차이가 생기지.

저당질

보통

발증

이것은 고혈당과 고인슐린 혈증이 원인이 되어 생긴 동맥 경화로 안구 안쪽 망막의 모세 혈관이나, 손발의 혈관이나 신경, 신장의 미세 혈관 등에 합병증이 생겨 진행된 결과이다.

당뇨병의 통제가 안 될수록 합병증이 생길 위험은 커진다. 또 당화 혈색소(HbA1c)가 양호하다고 해도 기존의 당뇨병식(고당질식)을 하는 경우 식후 고혈당과 공복 시 저혈당의 평균이기 때문에 합병증을 예방하기는 어렵다. 혈당치를 올리는 당질을 제한해야만 당뇨병의 호전을 기대할 수 있다.

당뇨병 환자 대상 당질 제한식과 당질식의 위험성 비교

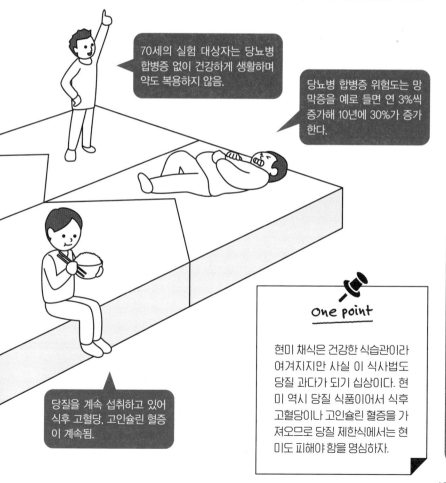

70세의 실험 대상자는 당뇨병 합병증 없이 건강하게 생활하며 약도 복용하지 않음.

당뇨병 합병증 위험도는 망막증을 예로 들면 연 3%씩 증가해 10년에 30%가 증가한다.

당질을 계속 섭취하고 있어 식후 고혈당, 고인슐린 혈증이 계속됨.

One point

현미 채식은 건강한 식습관이라 여겨지지만 사실 이 식사법도 당질 과다가 되기 십상이다. 현미 역시 당질 식품이어서 식후 고혈당이나 고인슐린 혈증을 가져오므로 당질 제한식에서는 현미도 피해야 함을 명심하자.

column 05

생활 습관·체질별
당질 제한 활용법

늦은 저녁 식사나 야식을 즐기는 사람

저녁 식사를 늦게 먹으면 살이 찌는 이유는 당질을 섭취한 뒤 활동 시간이 짧아서 포도당이 많이 남기 때문입니다. 당질 제한 식이라면 이런 위험성을 예방할 수 있습니다.

단것을 좋아하는 사람

"단 음료가 좋아서 도저히 당질 제한을 할 수 없어." 이런 사람들을 위해 당질이 제로이면서도 단맛을 즐길 수 있는 대체 식품이 있습니다. 단, 소량의 당질을 포함하더라도 식품 성분표에는 당질 제로로 표기되므로 너무 많이 먹지 않도록 주의하세요.

스트레스가 많은 사람

스트레스로 폭음·폭식을 해버리는 경우가 있는데, 이처럼 한꺼번에 많은 당질을 섭취하면 혈당치가 급격히 상승합니다. 당질 제한식을 실천하여 혈당을 낮춥시다.

통풍이 있는 사람

통풍의 원인은 요산. 그리고 요산치를 올리는 원인은 스트레스, 비만, 과도한 음주, 격렬한 운동, 푸린체(purine體) 섭취입니다. 이 가운데서 비만은 당질 제한으로 얼마든지 해소할 수 있습니다.

☑KEYWORD
혈전 P124

혈관 안에서 생긴 혈액의 응고물. '혈액이 굳기 쉽다', '혈관 벽에 상처가 생긴다', '혈류가 늦어진다'라는 요인이 겹치면 혈전이 생기기 쉬워진다. 다리에 생긴 혈전이 혈류를 타고 폐로 옮겨져 폐의 혈관을 막거나(폐색전증), 심장의 혈전이 갑자기 뇌동맥을 막는(뇌색전증) 등 심각한 증상을 일으킨다. 60세 이상에서 발생할 위험성이 크다.

☑KEYWORD
대사 증후군 P124

'메타볼릭 신드롬'으로도 불리며 운동 부족, 영양 과잉 섭취 등으로 인해 장기간 몸속 대사에 장애가 일어나 내당능 장애(당뇨병 직전 단계), 고혈압, 고지혈증, 비만 등 여러 가지 만성 질환이 동시에 나타나는 것을 가리킨다.

허리둘레, 혈당, 혈압, 콜레스테롤, 중성 지방의 5가지 건강 지표 중 3가지 이상에 문제가 나타나면 대사 증후군이라 할 수 있다.

☑KEYWORD
인슐린 분해 효소 P132

분비된 인슐린을 분해하는 효소. 평상시에는 혈당치 상승을 억제하기 위해 분비된 인슐린을 분해하는 한편, 알츠하이머병을 일으키는 원인인 뇌에 축적된 아밀로이드β를 분해하는 일도 한다. 그런데 인슐린 저항성 상태가 되면 혈액 속에 인슐린이 넘쳐나므로(고인슐린 혈증) 인슐린분해 효소는 인슐린 분해만으로도 힘에 부치는 상황이 된다. 결국 아밀로이드β를 분해할 여력이 없어져 아밀로이드β가 뇌에 계속 축적된다. 당뇨병과 알츠하이머병은 이렇게 밀접히 연관되어 있다.

☑KEYWORD
아밀로이드β P132

아밀로이드β는 알츠하이머형 치매에서 나타나는 노인 반점의 대부분을 구성하고 있는 단백질. 알츠하이머형 치매의 발생과 밀접한 관련이 있는 것으로 알려져 있다. '아밀로이드β 단백질', '아밀로이드β 페푸치드', 'Aβ' 등으로 불리기도 한다. 건강한 사람의 뇌에도 존재하지만 대부분 단기간에 분해되어 배출된다. 하지만 비정상적으로 큰 것은 축적된다.

☑KEYWORD
히사야마마치 연구 P134

규슈대학이 1961년부터 후쿠오카의 히사야마마치 지역 주민을 대상으로 실시한 뇌졸중, 심혈관 질환, 당뇨병, 알츠하이머병 등의 역학 조사. 히사야마마치는 전국 평균과 거의 같은 연령, 직업 분포를 보여 평균적인 일본인 집단이라고 할 수 있다. 또 이 연구는 추적률 99%로 흔적 조사의 정밀도가 높았다. 원래 일본인의 사망 원인 가운데 뇌중풍(뇌졸중)의 비중이 매우 높았는데, 여기에 의문을 가진 것에서 시작된 연구였다.

☑KEYWORD
당뇨병 P136

혈액 중 혈당치가 만성적으로 높은 수치를 지속하는 질환. 크게 1형과 2형으로 나뉜다. 1형은 인슐린을 만드는 췌장의 세포가 상처를 입어서 발병하며, 2형은 과식이나 과음, 운동 부족, 스트레스 등에 의해 인슐린 수용체에 이상이 새겨 인슐린을 흡수하지 못해 발병한다(우리나라 당뇨병 원인의 90% 이상을 차지함).

당뇨병은 유전적 요인도 커서 가족 중에 당뇨병 환자가 있는 경우 발병할 가능성이 높은 것으로 나타났다.

당질만 제한해도 건강해질 수 있습니다!

비만과 당뇨병, 심혈관 질환과 같은 성인병은 현대인인 우리가 매일 싸우고 정복해야 할 대상입니다. 그렇지만 열심히 운동하고 다이어트를 해도 성과는 쉽게 나지 않고 힘들기에 결국 적당히 타협하며 약에 기대어 사는 삶을 선택하기 일쑤입니다.

이런 성인병에서 벗어나는 것이 생각보다 쉽고, 매일매일 꼭 지킬 것만 꾸준히 실천하면 된다면 여러분은 "에이, 그런 게 있어? 그러면 살찌는 사람도 아픈 사람도 없어야 하잖아?"라고 생각하실까요?

하지만 누구나 매일매일 딱 하나만 꾸준히 지킬 수 있다면 성인병에서 탈출하고, 건강한 삶을 누릴 수 있습니다. 그건 바로 식탁에서 당질을 제한하는 것입니다. 물론 말만 들으면 아주 쉬운 것 같지만 실천하기는 매우 어렵습니다. 그리고 이것이 얼마나 파급력이 강한지 당연히 의문을 가질 수밖에 없습니다.

이제 탄수화물 섭취를 줄여야 살이 찌지 않는다는 인식이 어느 정도 자리를 잡았습니다. 살이 찌게 하는 주범이 지방도 아니고, 칼로리도 아니며, 일차적으로는 탄수화물 섭취량에 달려 있다는 것도 시나브로 당연한 사실로 받아들이고 있습니다. 그러면서도 식생활에서 탄수화물, 즉 당질을 제한하려는 노력은 차마 하지 못합니다. 아마도 우리에게 당질을 제한하는 식단이라고 알려진 저탄수화물 고지방식(이하 저탄고지), 즉 키토제닉 다이어트를 하려면 공부를 많이 해야 하고, 실생활에서 제대로 실천하기 어려운 식단이라고 생각하는 사람이 많기 때문입니다.

당질 제한, 저탄고지, 키토제닉은 같은 뜻이지만 실제로 쓰일 때는 조금씩 다른 의미로 받아들여집니다. 키토제닉이라고 하면 탄수화물을 아예 먹지 않고 지방을 엄청 많이 먹어야 할 것 같고, 당질 제한이라고 하면 당만 줄이면 된다는 생각이 들기 때문입니다.

우리나라에서 저탄고지식이 일반인에게 알려진 지 5년을 넘어가고 있습니다. 그 사이에 다양한 관련 정보 및 출판 도서도 늘어나고 저변도 확대되었지만, 아직도 저탄고지 식단을 어려워하는 사람이 너무나 많습니다.

탄수화물:단백질:지방의 비율을 어떻게 맞춰야 하는지, 얼마나 신선한 음식을 찾아 먹어야 하는지, 살이 안 빠질 때는 어떤 테크닉을 사용해야 하는지 등등에 대한 많은 정보가 있음에도 식단을 실천하는 데 명료한 길을 제시해 주지 못합니다.

거기다 "지방은 나빠, 육류는 나빠, 키토는 나빠" 등의 저탄고지 식단 자체를 위험한 식단으로 치부하는 정보도 있어 식단을 시작하기도 어렵고, 식단 도중 어떤 증상이나 문제점 하나가 발생하면 전부 저탄고지 때문이 아닐까 걱정을 하기도 합니다.

하지만 당질 제한, 저탄고지, 키토제닉 다이어트의 핵심은 모두 당질 섭취를 제한해 인슐린 분비를 낮추는 것입니다.

《한눈에 보는 당질 제한-저탄수화물 다이어트 A to Z》는 당질 제한식이 왜 필요하며, 어떻게 해야 하는지 등 꼭 알아야 하는 핵심 이론을 담고 있습니다. 즉, 이 책의 내용만 충분히 이해한다면 식단은 자신에게 맞추어 무한히 자유롭게 구성하여도 됩니다.

이 책의 저자이자 당뇨병 전문의인 에베 코지 선생님은 새 책을 펴낼 때마다 '어떻게 하면 당질 제한을 쉽게 알려줄 수 있을까'를 항상 고민하는 것 같습니다. 그의 많은 책 중 특히나 이 책은 한 가지 주제를 간단한 글과 그림으로 구성해 한눈에 들어오게 하면서도, 꼭 알아야 하는 내용은 빠짐없이 담고 있습니다. 한 쪽, 한 쪽이 오랫동안 갈고 닦아 만들어낸 장인의 정제된 작품을 연상케 합니다.

저 역시 의사로서 오랫동안 식단 상담을 해오면서 깨달은 건 어려운 의학 지식이나 의학 용어들, 그리고 완전무결함을 추구하며 강요하는 것이 생각보다 그 사람의 건강을 바꾸는 데 큰 도움이 되지 못하였다는 점입니다. 가장 중요한 핵심 가치를 지키고, 스트레스를 받지 않으면서 음식을 음식 자체로 즐길 수 있을 때 진정한 나만의 건강을 찾을 수 있지 않을까 생각합니다.

주변에 저탄고지 식단을 시작하는 분이 있다면 "이건 알고 해야 해" 하면서 당질 제한의 입문서로 권해 줄 만합니다. 많은 분이 《한눈에 보는 당질 제한-저탄수화물 다이어트 A to Z》를 통해 '비움으로써 풍요로워지는' 경험을 할 수 있으면 좋겠습니다.

감수자 이영훈
《기적의 식단》 저자, 네이버 〈저탄고지 라이프스타일〉 카페 운영자

한눈에 보는 당질 제한
저탄수화물 다이어트 AtoZ

초판 1쇄 발행 2021년 4월 14일
초판 2쇄 발행 2021년 5월 4일

지은이 에베 코지 **감수** 이영훈
펴낸이 이수정 **펴낸곳** 북드림
기획 및 진행 신정진, 진수지, 권수신
마케팅 이운섭

등록 제2020-000127호
주소 서울시 송파구 오금로 58 916호(신천동, 잠실 아이스페이스)
전화 02-463-6613 **팩스** 070-5110-1274
도서 문의 및 출간 제안 suzie30@hanmail.net

ISBN 979-11-972001-8-2 (03510)

※ 책 값은 뒤표지에 있습니다.